湖北高校省级线上线下混合一流课程配套教材

医学物理学实验

主　编　康文斌　郭　佳
副主编　鲍　磊　张鹏程　朱本超

北京大学出版社
PEKING UNIVERSITY PRESS

内 容 简 介

本书参照教育部颁发的《医药类专业大学物理课程教学基本要求》和《医药类专业大学物理实验课程教学基本要求》,同时总结了编者多年从事医学物理学实验教学及教学改革的经验,结合本校医学物理学实验课程的教学实际情况和需求编写而成.

本书注重理论与实践的结合,对医学物理学实验的原理、方法和操作进行了系统阐述,旨在帮助高等学校医学类专业本科生更好地掌握医学物理学实验技能,培养科学思维和实践能力,是医学类专业本科生学习和参考的优质资料.

前　言

“医学物理学实验”是普通高等学校医学类专业的一门必修课程，可以很好地培养学生的物理思维能力，为学生今后的学习和工作打下坚实的实验基础.

本书参照教育部颁发的《医药类专业大学物理课程教学基本要求》和《医药类专业大学物理实验课程教学基本要求》，同时总结了编者多年从事医学物理学实验教学及教学改革的经验，本着实用、够用、会用、适用，贴近学生学习的原则，结合本校医学物理学实验课程的教学实际情况和需求编写而成.

本书注重理论与实践的结合，对医学物理学实验的原理、方法和操作进行了系统阐述，旨在帮助高等学校医学类专业本科生更好地掌握医学物理学实验技能，培养科学思维和实践能力，是医学类专业本科生学习和参考的优质资料.

本书内容主要分为绪论及实验两部分. 全书包含 18 个实验，每个实验包括实验目的、实验仪器、实验原理、实验步骤、注意事项、数据记录与处理及思考题等. 本书能帮助学生强化物理学概念、掌握实验方法、提高实验操作技能，培养学生的实际动手能力.

本书由康文斌、郭佳老师担任主编，参加本书编写工作的老师还有张鹏程、朱本超、鲍磊、吴静、蔡兴华、王建国和罗红. 沈辉、汤烽、宋晨、苏文峰提供了版式和装帧设计方案，在此一并表示感谢.

由于编者水平有限，书中难免存在错误和缺点，恳请读者批评指正.

编　者

2024 年 12 月

目　　录

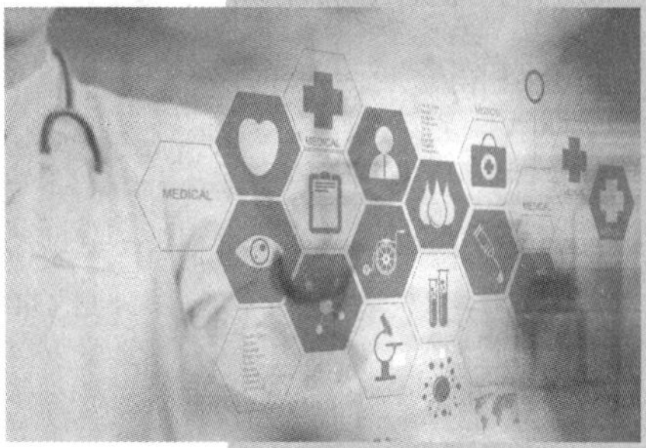

绪论

物理学是一门实验科学，在物理学的建立和发展过程中，实验起到了直接的推动作用. 从经典物理到近代、现代物理，物理实验在发现新事物、建立新规律、检验理论、测量物理量等诸多方面发挥了巨大作用. 随着现代科学技术水平的高度发展，物理实验的思想、方法、技术与装置已广泛渗透到自然科学和工程技术的各个领域，解决了大批生产和科研问题. 现代医药科学，正是由于广泛应用了物理学的理论、方法和技术，才能不断发展与更新高科技设备，由此得到迅速发展，并取得一系列重大科研成果. 因此，物理实验成为医学类专业物理教学必不可少的组成部分.

“医学物理学实验”是医学类专业的一门重要基础课程，通过学习本课程，可以提高学生用实验手段发现、分析和解决问题的能力，激发学生的创新意识和创造力，培养和增强学生独立开展科学研究的素质. 作为未来的高级医药人才，学好物理实验课程，在科学实验能力和方法上得到系统的培养和训练，为后续课程的学习和将来从事专业工作打下基础是十分必要的.

一、课程主要任务

1. 通过对实验现象的观察分析和对物理量的测量，学生能够掌握物理实验的基本知识、基本方法和基本技能. 运用物理实验方法研究物理规律，加深学生对物理学原理的理解.

2. 培养与提高学生进行科学实验的能力，主要包括以下几个方面：

(1) 自学能力. 能自行阅读实验教材与参考资料，正确理解实验内容，做好实验前的准备工作.

(2) 动手能力. 能借助实验教材与实验仪器的说明书，正确调试和使用仪器、制作样品以及发现和排除故障.

(3) 思维判断能力. 能运用物理学理论，对实验现象与结果进行分析和判断.

(4) 书面表达能力. 能正确记录和处理实验数据，绘制图表，分析实验结果，撰写规范、合格的实验报告或总结报告.

(5) 综合运用能力. 能将多种实验方法、实验仪器结合在一起，运用经典或现代的测量技术和手段，完成某项实验任务.

(6) 初步的实验设计能力. 根据课题要求，能确定实验方法和条件，合理选择、搭配仪器，拟定具体的实验步骤.

3. 培养学生的科学素养，包括理论联系实际、实事求是的科学作风，严肃认真的工作态度，不怕困难、勇于探索的创新精神，遵章守纪、爱护公物的优良品德，团结协作、共同进取的合作意识.

二、课程基本流程

1. 实验预约

目前，本课程大多采用开放式教学方式，即学生可在实验室提供的时间段和开设的实验项目内，根据自己的专业特点、兴趣爱好及时间安排，自行选择实验项目和实验时间. 因此，做好上课前的预约工作是至关重要的. 实验预约主要在线上进行，学生在预约时应仔细阅读实验室关于开放实验的有关管理规定和预约指南，合理地安排好自己的实验时间，保证实验课程的顺利进行.

2. 实验前的预习

预习是培养和提高自学能力的极好途径. 为了在规定时间内高质量地完成实验内容，学生必须做好预习工作. 预习时，通过阅读实验教材及参考资料，学生应重点考虑三方面问题：做什么（实验目的）；根据什么去做（实验原理和方法）；怎样做（实验方案、条件、步骤和关键要领）. 在此基础上，学生要写好预习报告，报告的主要内容包括实验名称、实验原理简述（如主要计算公式、电路图等）、实验内容（如需观察的现象或需测量的物理量、数据记录表格等）、可能遇到的问题及注意事项.

每次实验前，教师将检查预习情况.

3. 实验中的观测

实验操作与观测是动手能力、思维判断能力和综合运用能力训练的过程，也是培养学生科学实验素养的主要环节. 在教师指导性讲解的基础上，学生应达到以下几方面要求：

(1) 弄清实验内容的具体要求和注意事项.

(2) 熟悉仪器，并进行调试，符合要求后，方可进行正式操作与测量.

(3) 科学地、实事求是地记录实验中观察到的各种现象和测量数据，同时记录与实验结果有关的实验条件，如环境数据（温度、湿度、压强等），以及主要仪器信息（名称、型号、规格、准确度等），记录数据要注意有效数字和单位的准确性.

(4) 实验完毕，将原始数据记录交给任课教师审阅签字，确认无误后方可整理仪器，结束实验.

4. 实验后的报告

实验报告是实验工作的全面总结和深入理解的一个环节. 一份完整的实验报告，应是在完善预习报告的基础上，增加以下几项：

(1) 实验现象与数据，以及获得数据的条件（如仪器信息、环境数据等）.

(2) 数据处理方法与实验结果表达.

(3) 实验现象及误差分析，结果讨论、总结，对实验的体会与建议等.

(4) 教师签字的原始数据.

书写实验报告时，要保证报告简明扼要、文字通顺、字迹端正、图表规范. 学生应独立完成实验报告并及时提交.

三、误差理论与数据处理基础知识

在科学研究和实验过程中，往往离不开对某个物理量的测量. 物理实验除了定性地观察物理现象外，还需要对物理量进行定量测量，并确定各物理量之间的关系.

由于测量仪器、环境、人员、方法等诸多因素的影响，测量值与真实值并不完全一致，这种差异在数值上表现为**误差**. 随着科学水平的提高和人们的经验、技巧、专业知识的丰富，误差虽然可以被控制得越来越小，却始终不能被消除. 因此，对于实验中测量获得的数据，要选择合适的方法进行处理，并对其可靠性做出评价；否则，测量结果是没有价值的.

误差与数据处理理论已发展为一门学科，涉及的内容丰富且较为复杂. 下面简单介绍医学物理学实验中常用的一些基本知识.

(一) 误差理论的几个基本概念

1. 测量

所谓测量，就是借助专用设备，通过一定的实验方法，以确定物理量为目的所进行的操作.它是一个实验比较的过程,即把一个量(待测量)与另外一个量(标准量)相比较.

测量由测量过程与测量结果组成.测量过程是执行测量所需的一系列操作,包括建立单位、设计工具、设计测量方法、研究分析测量结果、寻找减小误差的途径等方面.测量结果表示由测量所获得的待测量的值,一般由数值、单位和精度评定三部分组成.

从不同的角度考虑,测量有不同的分类方法.

(1) 按照测量结果获得方法的不同,可分为直接测量和间接测量.

用预先校对好的测量仪器或量具对待测量进行测量,直接读取待测量数值的大小,这种测量称为直接测量.例如,用米尺测量物体的长度、用秒表测量时间、用天平测量物体的质量、用电压表(或电流表)测量电压(或电流)等都属于直接测量.相应的待测量称为直接测量量.

如果待测量的量值是由若干个直接测量量经过一定的运算获得的,则称这种测量为间接测量.例如,固体的体积、密度等物理量的测量往往采用间接测量.相应的待测量称为间接测量量.

实际测量多数为间接测量,但直接测量简单、直观,是一切间接测量的基础.

(2) 按照测量条件的不同,可分为等精度测量和非等精度测量.

在相同的测量条件下(同一测量水平的观测者、同一准确度的仪器、同样的实验方法和环境等),对某一待测量所做的重复性测量,称为等精度测量.等精度测量获得的所有数据的可信赖程度都是相同的,在数据处理过程中地位相同,应一视同仁.尽管实际测量中,很难保证所有条件不变,但由于等精度测量数据处理方法相对简单,因此只要测量条件变化不大,一般都可近似视为等精度测量.大学物理实验学习阶段,主要考虑等精度测量.

在不同的测量条件下,对某一待测量所做的重复性测量,称为非等精度测量.非等精度测量获得的所有数据的可信赖程度是不同的,在数据处理过程中应按精度高低,区别对待.

(3) 按照待测量在测量过程中所处的状态,可分为静态测量和动态测量.

如果待测量在测量过程中是固定不变的,则称所做的测量为静态测量.静态测量不需要考虑时间因素对测量结果的影响,应把待测量或其误差作为随机变量进行处理.

如果待测量在测量过程中随时间不断变化,则称所做的测量为动态测量.动态测量需要考虑时间因素对测量结果的影响,应把待测量或其误差作为随机过程进行处理.

2. 误差

误差是指测量值与待测量的真值之差,用式子表示为

$$误差(\delta)=测量值(x)-真值(x_0),$$

式中误差可正可负,反映了测量值偏离真值的程度;测量值是通过测量得到的待测量的值;真值是某一物理量在一定条件下所具有的客观的、不随测量方法改变的真实数值. 一般情况下,真值是未知的,所以误差的概念只具有理论意义. 实际往往采用以下几种值代替真值进行分析处理.

(1) 理论真值:通过理论方法获得的真值.

例如,三角形内角之和为 180°;由理想电感元件构成的电路中,交流电的电压与电流的相位差为$\frac{\pi}{2}$;等等.

(2) 计量学的约定真值:国际计量机构约定而确定的真值.

例如,七个国际单位制(SI) 基本单位对应的一单位的值,即长度单位米(m)、时间单位秒(s)、电流单位安[培](A)、质量单位千克(kg)、热力学温度单位开[尔文](K)、物质的量单位摩[尔](mol) 与发光强度单位坎[德拉](cd).

(3) 标准器的相对真值:准确度等级高的标准器的示值可以作为低的标准器的相对真值.

根据误差的性质,可将误差分为系统误差、随机误差和粗大误差三类.

(1) 系统误差是指在同一测量条件下多次测量同一物理量时,大小和符号保持恒定或随条件的改变而按某一确定规律变化的误差. 一个完整的测量系统,通常由实验源、实验体、观测系统、实验环境四部分组成,因此系统误差的来源可以归纳为以下几个方面.

1) 仪器导致的误差. 具体地,由仪器导致的误差又可归为以下三种.

① 标准器误差. 标准器是与待测量相比较时提供标准值的器具. 例如,标准电池、标准砝码、标准电阻等. 由于使用条件或制作不够完善等原因,标准器本身也会产生附加误差.

② 仪器误差. 测量仪器是指能将待测量转化为可直接观测的指示值或等效信息的计量器具. 例如,天平、电桥等比较仪器;温度计、秒表、检流计等指示仪器. 仪器设计制造存在缺陷、调节使用不当、老化等原因都会造成误差.

③ 附件误差.为使测量方便进行而使用的各种辅助配件均属附件.例如，开关、导线、电源等各种辅助配件也会引起误差.

2）环境导致的误差，由于各种环境因素，如温度、湿度、压强、振动、电磁场等，与实验条件所要求的状态不一致而引起的测量仪器和待测量本身的变化所造成的固定偏移的误差.

3）实验方法导致的误差，由于测量方法或计算方法不完善、不合理等原因引起的误差.例如，瞬时测量时，取样间隔不为零；用单摆测量重力加速度时，公式 $g=\frac{4\pi^2 L}{T^2}$ 的近似性；用伏安法测电阻时，未考虑电表内阻的影响；等等.

4）人员导致的误差，由实验人员感官的生理变化、反应速度及固有习惯等原因引起的固定偏移的误差.例如，测量滞后与超前、读数倾斜等.

系统误差还可从以下角度进行分类.

按对误差的掌握程度，系统误差可分为已定系统误差和未定系统误差.已定系统误差的大小和符号是可以确定的，如螺旋测微器、电表的零位误差，伏安法测电阻时电表内阻引起的误差，等等.这类误差可以修正.未定系统误差是大小和符号不能确定，只能估计出大小变化范围的系统误差，如仪器误差.

按误差的变化规律，系统误差又可分为不变系统误差和变化系统误差.不变系统误差的大小和符号保持恒定不变.变化系统误差的大小和符号按某一确定规律变化，如线性、周期性等规律.

（2）随机误差是指在同一测量条件下多次测量同一物理量时，误差的绝对值时大时小，符号时正时负，以不可预知的方式变化的误差.随机误差是由测量过程中一些随机的或不确定的因素引起的.例如，人的感官灵敏度及仪器精度有限、实验环境变化、电源电压起伏、微小振动等都会导致随机误差.由于引起随机误差的因素复杂，又往往交叉在一起，不能分开，因此随机误差是无法控制的，也无法从实验中完全消除，一般可以通过多次测量来达到减小随机误差的目的.

从一次测量的角度来看，随机误差是随机的.但当测量次数足够多时，随机误差服从一定的统计规律，可按统计规律对误差进行估计.

（3）粗大误差又称疏失误差，它是由于实验人员疏忽、仪器故障等原因造成的超出规定条件下预期的误差.含有粗大误差的测量值明显偏离待测量的真值，在数据处理时，应首先检验，并将含有粗大误差的数据剔除.

应当指出，系统误差是测量过程中某一突出因素变化所引起的，随机误差是测量过程中多种因素微小变化综合引起的，两者不存在绝对的界限，变化的系统误差在数值较小时与随机误差的界限不明显. 随机误差和系统误差有时也可以相互转化.

数据处理时，误差有以下不同的表现形式.

(1) 绝对误差.

以绝对大小给出的误差定义为绝对误差，它与前文中定义的误差相同，用式子表示为

$$\delta = x - x_0. \tag{0-1}$$

绝对误差是带有单位的量，可正可负. 绝对误差反映测量值偏离真值的大小与方向.

(2) 相对误差.

绝对误差与待测量真值的比值称为相对误差，记作 E，用式子表示为

$$E = \frac{\delta}{x_0} \times 100\%. \tag{0-2}$$

由于一般情况下真值未知，实际实验中通常用测量值代替真值. 相对误差是无量纲的数，通常用百分数表示. 相对误差可以反映测量值的精度高低.

例 1 测量两个长度量，测量值分别为 $L_1 = 100.0\ \text{mm}$，$L_2 = 80.0\ \text{mm}$，其绝对误差分别为 $\delta_1 = 0.8\ \text{mm}$，$\delta_2 = 0.7\ \text{mm}$. 试比较两个测量值精度的高低.

解 因为

$$E_1 = \frac{\delta_1}{L_1} \times 100\% = \frac{0.8}{100.0} \times 100\% = 0.8\%,$$

$$E_2 = \frac{\delta_2}{L_2} \times 100\% = \frac{0.7}{80.0} \times 100\% \approx 0.9\%,$$

所以，虽然从绝对误差的角度看，第一个测量值的误差大于第二个测量值，但从相对误差的角度来看，第一个测量值的测量精度却高于第二个测量值.

(3) 引用误差.

引用误差指绝对误差与测量范围上限(或量程) 的比值，即

$$\text{引用误差} = \text{绝对误差} / \text{测量范围上限} \times 100\%.$$

引用误差通常用百分数表示，主要用于仪器误差的表示，实际是一种使用方便的仪器仪表的简化相对误差. 仪表量程或测量范围内，各点的引用误差一般不相同，其中最大的引用误差称为引用误差限.

去掉引用误差的正负号及百分号后的数称为仪器的准确度等级. 按照国家标准规定，电工仪表的准确度等级分为0.05，0.1，0.2，0.3，0.5，1.0，1.5，2.0，2.5，3.0和5.0共11级.

例2 检定准确度等级为2.5级、测量范围上限为100 V的电压表，发现50 V分度点的示值误差为2 V，并且比其他各点的误差大. 试问该电表的最大引用误差为多少？该表是否合格？

解 由引用误差的定义可知，该表的最大引用误差为

$$\frac{2}{100}\times 100\% = 2\%.$$

根据准确度等级的含义，显然 $2\% < 2.5\%$，该电表合格.

3. 精度

精度又称为准确度，用来描述测量结果与真值的接近程度. 它是一个定性的概念，不能用数值大小来表示，只能讲高低. 需注意区分以下三个概念.

(1) 精密度.

精密度用来描述测量结果中随机误差的大小程度，即在一定条件下进行多次重复测量时，各测量值之间的接近程度. 精密度反映随机误差的大小，精密度高代表随机误差小.

(2) 正确度.

正确度用来描述测量结果的平均值与真值的偏离程度，它反映系统误差的大小，正确度高代表系统误差小.

(3) 准确度.

准确度反映系统误差与随机误差综合的大小程度. 准确度高说明测量结果既精密又正确.

通过图0-1所示的打靶弹着点的分布图，可以形象地解释上述三个概念. 图(a)表示精密度高，正确度低；图(b)表示正确度高，精密度低；图(c)表示正确度与精密

度都高，即准确度高，或者精度高.

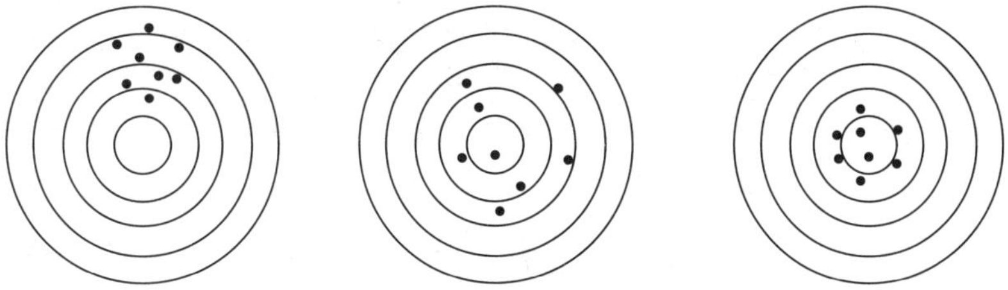

图 0-1　打靶弹着点的分布图

4. 有效数字

有效数字指能正确表达某一物理量数值和精度的一个近似数，由准确数字和可疑数字组成. 例如，如果一个数值的最大绝对误差是最末位数据的一半，那么从这个数值左边第一位非零数字起到最后一位数字止，都叫有效数字.

如图 0-2 所示，用最小刻度为 1 mm 的米尺测量一物体的长度，不同的测量者测得的结果不同，可能为 2.55 cm，2.56 cm，2.57 cm 等数值. 其中，前两位数是根据米尺的刻度准确读出的，不随测量者不同而变化，是可靠的，称之为准确数字；最后一位数是在两个刻度之间估计读出的，随测量者个人情况可能略有不同，显然是不准确的，称之为可疑数字. 尽管可疑数字不准确，但它能客观、合理地反映出该物体比 2.5 cm 长，比 2.6 cm 短的事实，也是有效的，该测量结果共有

$$2+1=3$$

位有效数字. 因此，测量结果的有效数字是由若干位准确数字和一位可疑数字组成的.

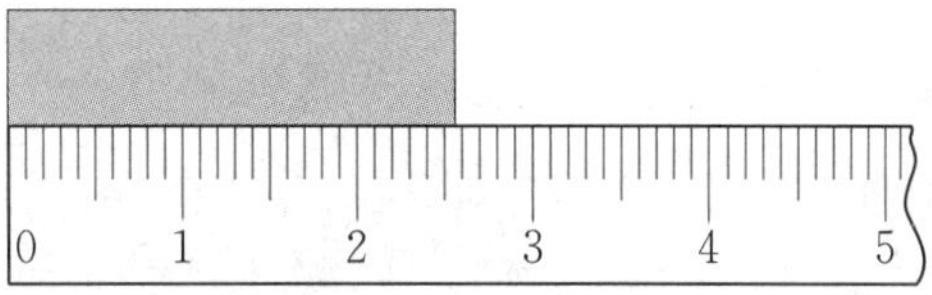

图 0-2　长度测量示意图

对于有效数字，应注意以下几个问题.

(1) 有效数字与测量条件密切相关.

从上面的测量结果可以看出，测量结果的有效数字位数由测量条件和待测量的大小共同决定. 对于大小已定的物理量，测量仪器的准确度越高，有效数字位数越多，因此，有效数字可以在某种程度上反映出测量仪器的准确度. 例如，对于上述物体的长度，用米尺测量是三位有效数字，而采用 50 分度的游标卡尺测量，可得四位有效数

字，用螺旋测微器测量，可得五位有效数字. 当测量条件一定时，待测量越大，有效数字位数越多.

(2) 数字 0 在有效数字中的作用不一定相同.

0 在数值中的位置不同，决定了它可能是有效数字，也可能不是有效数字. 例如，0.030 20 m 这个数值中共有四个 0，其中数字 3 前面的两个 0 只用来表示小数点的位置，不是有效数字，而其余两个 0 是有效数字，即数值中间和末尾的 0 是有效的.

从以上例子可以看出，既然数值末尾的 0 是有效数字，那么就不能在数值末尾随意添加 0 或删掉 0，否则物理意义将发生变化. 要注意，一个物理量的测量值和数学上的一个数意义是不同的. 数学上，0.030 2 与 0.030 20 没有区别，但在物理上，0.030 2 m $\neq$ 0.030 20 m，因为 0.030 20 m 中的 2 是准确测量出来的，是可靠的，而 0.030 2 m 中的 2 则是可疑数字，是不准确的.

由于数字 3 前面的两个 0 只用来表示小数点的位置，不是有效数字，因此 0.030 20 m，3.020 cm，30.20 mm 的有效数字都是四位. 在十进制单位进行换算时，有效数字的位数也不应发生变化. 例如，3.5 A 的电流测量值，若用单位 mA 表示，则不能写成 3 500 mA，而应采用科学记数法，写成 3.5×10^3 mA.

(3) 不确定度有效数字的确定.

一般情况下，绝对不确定度只取一位有效数字，对于重要的、比较精密的测量或其他特殊情况，可取两位或两位以上有效数字. 相对不确定度可取一到两位有效数字. 本书如无特殊说明，绝对不确定度均取一位有效数字，相对不确定度均取两位有效数字.

(4) 有效数字位数的确定.

对于直接测量的情况，有效数字位数的确定，实际上就是如何读数的问题.

由于测量结果的有效数字应是由若干位准确数字和一位可疑数字组成的，因此从测量仪器上读取数据时应注意完整性，即除了读取整刻度数值外，还应进行整刻度以下的估读. 特别是当读取的数据数值恰好为整数时，需在后面补 0，一直补到可疑数字位为止. 例如，用最小刻度为 1 mm 的米尺测量物体的长度时，若物体的末端恰好与刻度 25 mm 对齐，则测量结果应记为 2.50 cm，而不能记为 2.5 cm.

总之，直接测量读数的原则是：应读到仪器产生误差的那一位.

对于间接测量的情况，原则上应遵循由绝对不确定度来确定测量量的有效数字，即间接测量量有效数字的末位应与绝对不确定度的末位对齐. 例如，为得到某一长方形的面积 S，直接测量其长度和宽度后，经计算得到 $S=3.850\ 25\ \text{cm}^2$，绝对不确定度为 $\sigma_S=0.02\ \text{cm}^2$，则面积 S 的测量结果应写为 $S=3.85\ \text{cm}^2$.

但在实际运算过程中，由于参与运算的量可能很多，有效数字的位数可能不一致，使得数据计算显得烦琐和复杂. 为了简化运算过程，同时又不至于造成过大的计算误差，一般可采用以下规则进行运算.

① 加减运算时，以参与运算各数值中末位数数量级最大的数值为准，其余各数值在中间计算过程中可向后多取一位有效数字，最后结果的末位与末位数数量级最大的那个数值对齐即可.

例如，

$$71.3-0.753+6.262+271\approx 71.3-0.8+6.3+271 =347.8\approx 348.$$

② 乘除运算时，以参与运算各数值中有效数字位数最少的为准，其余各数值在中间运算过程中可向后多取一位有效数字，最后结果的有效数字与有效数字位数最少的那个数值相同即可.

例如，

$$39.5\times 4.08437\times 0.0013\approx 39.5\times 4.08\times 0.0013\approx 0.21.$$

乘方和开方运算规则与乘除运算规则相同，即结果的有效数字与被乘方、被开方数的有效数字位数相同.

例如，

$$1.40^2=1.96,\quad \sqrt{200}\approx 14.1.$$

③ 函数运算时，结果的有效数字一般可根据间接测量量的不确定度计算公式进行计算确定. 对常用的函数，也可按简单规则确定.

例如，对数函数运算结果的有效数字中，小数点后面的位数与真数的有效数字位数相同，$\lg 1.983\approx 0.2973$. 又如，指数函数运算结果的有效数字中，小数点后面的位数与指数中小数点后面的位数相同，$10^{6.25}\approx 1.78\times 10^6$.

④ 间接测量计算过程中，计算公式中还会遇到自然数与常数. 例如，球的表面积 S 与半径 R 有关系式 $S=4\pi R^2$，式中，4 是自然数，π 是常数. 自然数不是测量得到的，不存在误差，故有效数字是无穷多位，而不是一位. 常数在运算过程中有效数字的位数，不能少于参与运算的各数值中有效数字位数最少的那个数值，一般可以多取一位.

上述的有效数字的运算规则，只是一个基本原则. 实际问题中，为了防止取舍所造成的误差过大，常常在运算过程中多取几位. 特别是随着计算机的普及，这种处理不会带来太多的麻烦，只需要将最后结果根据绝对不确定度进行截断即可.

(5) 有效数字的舍入(修约) 规则.

当数字位数较多而需要进行取舍时,应按以下原则进行.

① 舍去部分的数值,如果大于保留部分末位的 0.5,则舍去后末位加 1.

② 舍去部分的数值,如果小于保留部分末位的 0.5,则舍去后末位不变.

③ 舍去部分的数值,如果等于保留部分末位的 0.5,则舍去后末位凑偶,即当末位为奇数时末位加 1,末位为偶数时末位保持不变.

例 3 按照上述舍入规则,可以将下面各个数据保留四位有效数字:

原始数据	舍入后数据
3.171 52	3.172
5.101 50	5.102
5.102 50	5.102
4.376 501	4.377
4.376 499	4.376
2.717 29	2.717

5. 算术平均值与标准偏差

对真值为 x_0 的某一待测量 x 做等精度测量,得到一组测量列 $x_1, x_2, \cdots, x_n$,则该测量列的算术平均值为

$$\overline{x} = \frac{\sum_{i=1}^{n} x_i}{n}. \tag{0-3}$$

假设测量数据中无系统误差和粗大误差存在,则由正态分布随机误差的对称性特点,以及数学期望、标准差的定义可知,在测量次数 $n \to \infty$ 时,该测量列的算术平均值

$$\overline{x} = \lim_{n \to \infty} \frac{\sum_{i=1}^{n} x_i}{n} = x_0, \tag{0-4}$$

此时标准差为

$$\sigma = \lim_{n \to \infty} \sqrt{\frac{\sum_{i=1}^{n} (x_i - x_0)^2}{n}}. \tag{0-5}$$

然而,在实际测量中,测量次数总是有限的,且真值不可知. 因此,在等精度测量时,可以用测量列的算术平均值作为真值的最佳估计值,测量列的标准差也需通过估计获得. 估计标准差的方法很多,最常用的是贝塞尔法,即用样本标准差估计标准差,具体公式为

$$S=\sqrt{\frac{\sum_{i=1}^{n}(x_i-\overline{x})^2}{n-1}}=\sqrt{\frac{\sum_{i=1}^{n}v_i^2}{n-1}}. \qquad (0-6)$$

（二）几种常用的数据处理方法

数据处理是实验的重要组成部分，它贯穿实验的始终，与实验操作、误差分析及不确定度评定形成有机整体，对实验的成败、测量结果精度的高低起着至关重要的作用.

数据处理的能力，代表着实验人员水平的高低. 高明的实验人员可以利用准确度不高的仪器，通过选择合适巧妙的数据处理方法（如作图法、列表法、逐差法和最小二乘法等），发现极其有价值的自然规律或自然界的新事物. 因此，掌握基本的数据处理方法，提高数据处理的能力，对提高实验能力来说是非常有用的. 下面介绍几种常用的数据处理方法.

1. 列表法

列表法是实验中常用的记录数据、表示物理量之间关系的一种方法. 它具有记录和表示数据简单明了，便于表示物理量之间的对应关系，可在测量和计算过程中随时检查数据是否合理，及早发现问题及提高数据处理效率等优点. 列表时的要求如下：

(1) 表格应简单明了，以便表示物理量之间的对应关系，方便处理数据.

(2) 应在表的上方写明表的序号和名称，表头栏中标明物理量、所用单位和量值的数量级等.

(3) 表中所列数据应准确反映测量结果，且有效数字的位数符合实验精度要求.

(4) 应将测量日期、说明和必要的实验条件记录在表外.

2. 作图法

作图法的优点包括：

(1) 能够直观地反映各物理量之间的变化规律，帮助找出合适的经验公式.

(2) 可从图上用外延、内插方法求得实验点以外的其他点对应的数据.

(3) 可以消除某些不变系统误差.

(4) 具有取平均、减小随机误差的作用.

(5) 便于对实验中出现的粗大误差做出判断.

采用作图法处理数据时，应遵循以下几条规则.

(1) 根据各物理量之间的变化规律，选择相应类型的坐标纸，如毫米直角坐标纸、双对数坐标纸、单对数坐标纸等；坐标纸的大小要适中，一般应根据测量数据的有效数字来确定.

(2) 正确选择坐标比例,使图线能均匀位于坐标纸中间;两坐标轴的交点可以不为零.

(3) 写明图名及各坐标轴所代表的物理量、单位和数值的数量级.

(4) 用削尖的铅笔把对应的数据标在图纸上,描点应采用"×""△""○"等比较明显的标识符号.

(5) 对变化规律容易判断的曲线以平滑的图线连接,图线不必通过每个实验点,各实验点应均匀分布在图线两边;对难以确定规律的曲线可以用折线连接.

作图法的应用主要表现在以下两方面.

(1) 判断各物理量的相互关系——图示法.

通过作图可以判断各物理量的相互关系,特别是在还没有完全掌握科学实验的规律或还没有找出合适的函数表达式的情况下,作图法是找出函数关系式并求得经验公式的最常用的方法之一.例如,二极管的伏安特性曲线、电阻的温度变化曲线等,都可在图上清楚地表示出来.

(2) 由图线求未知量——图解法.

① 线性函数中物理量的求法.

线性函数中所要求的量往往包含在图线的斜率或截距之中.例如,做匀速直线运动的物体,运动方程为 $s=s_0+vt$,若作 $s-t$ 直线,其斜率就是速度,截距为运动物体的初始位置.因此,当各物理量间是线性关系时,可以从直线上通过求斜率和截距来得到所要求的量.

具体应用中,应注意求斜率时要在图中接近取值范围的两端从直线上取两点 (x_1,y_1) 和 (x_2,y_2),一般应避免使用实验点,则直线的斜率为

$$k=\frac{y_2-y_1}{x_2-x_1}. \tag{0-7}$$

求截距时,应把直线延长到 $x=0$ 处,此时 y 的值即为截距.如果 x 坐标轴的起点不为零,则可利用直线上第三点的数据 (x_3,y_3),代入公式 $y=a+kx$ 求出,即

$$a=y_3-\frac{y_2-y_1}{x_2-x_1}x_3. \tag{0-8}$$

② 非线性函数中物理量的求法——曲线改直.

由于直线是最能够精确绘制的图线,因此我们总希望先通过坐标代换将曲线变成直线,再进行物理量的求解.这种方法称为曲线改直.

思考题

1. 本物理实验课程的基本流程有哪些?
2. 举例说明什么是直接测量,什么是间接测量.
3. 误差主要分哪几大类? 举例说明.
4. 对于有效数字,应注意哪些问题?
5. 简述有效数字的修约规则.
6. 作图时应注意哪些问题? 如何从直线上求斜率和截距?

实验一

基本测量

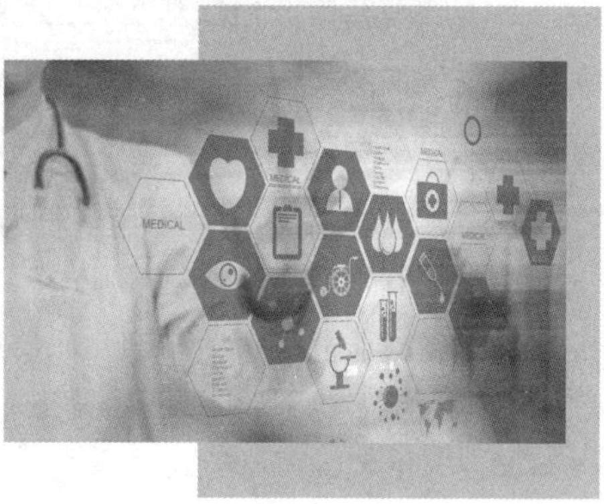

实验目的

1. 掌握游标卡尺及螺旋测微器的原理，学会正确使用游标卡尺及螺旋测微器.
2. 练习有效数字的修约及基本运算，巩固误差理论与数据处理知识.

实验仪器

游标卡尺、螺旋测微器、圆筒、小钢球.

实验原理

一、游标卡尺

游标卡尺的构造如图 1-1 所示，卡钳 A 和 A′ 同主尺 D 相连，游标上附有游标尺 E 以及卡钳 B 和 B′，推动游标尺 E 可使游标尺 E 连同卡钳 B，B′ 沿主尺滑动. 当两对钳口 A 与 B，A′ 与 B′ 紧靠时，游标尺的零点（零刻度线）与主尺的零点（零刻度线）相重合. 用游标卡尺测定物体长度时，用卡钳 A，B 卡着被测物体，显然此时游标尺零点与主尺零点间的距离恰好等于卡钳 A，B 间的距离，所以从游标尺零刻度线在主尺上的位置，根据游标卡尺的原理就可测出物体的长度.

图 1-1 中，卡钳 A′，B′ 部分用来测量物体的内部尺寸，如管的内径等，测量方法与测长度相似；深度尺 C 用来测量物体的深度；紧固螺钉 F 用来固定游标尺，可防止游标尺在主尺上滑动，便于读数.

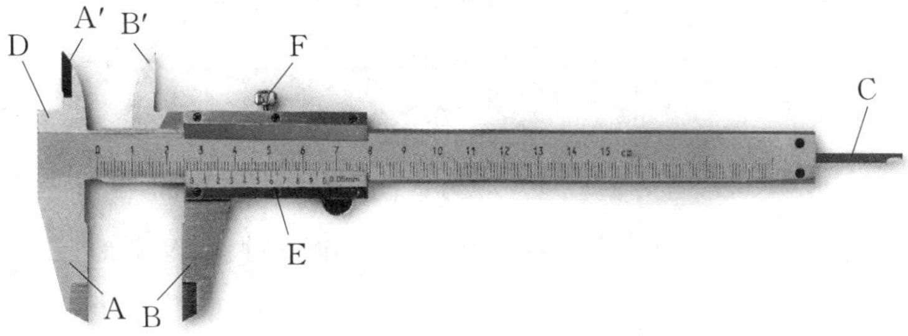

图 1-1　游标卡尺

1. 原理.

普通的米尺最小刻度单位是 1 mm，因此使用米尺只能准确地测量到毫米. 为了提高测量精度，人们发明了游标装置.

游标卡尺由主尺(米尺) 和副尺(游标尺) 两部分构成.

游标尺上一共有 m 个分格，而这 m 个分格的总长度和主尺上的 $m-1$ 个分格的总长度相等.

设主尺上每个分格的长度为 y(1 mm)，游标尺上每个分格的长度为 x，则有

$$mx=(m-1)y,$$

从而主尺与游标尺每个分格之差(最小刻度差) 为

$$\Delta x=y-x=y-\left(1-\frac{1}{m}\right)y=\frac{1}{m}y.$$

这即是游标卡尺的最小读数值，称为其分度值.

例如，10 分度游标卡尺(见图 1-2) 的主尺的最小分度是 1 mm，$m=10$，即游标尺上 10 个分格的总长度和主尺上的 9 mm 相等. 游标尺上每个分格的长度是 0.9 mm，主尺与游标尺每个分格之差为

$$\Delta x=1-0.9=0.1(\text{mm}) \quad 或 \quad \Delta x=\frac{1}{m}=\frac{1}{10}=0.1(\text{mm}).$$

因此它称为 10 分度游标卡尺.

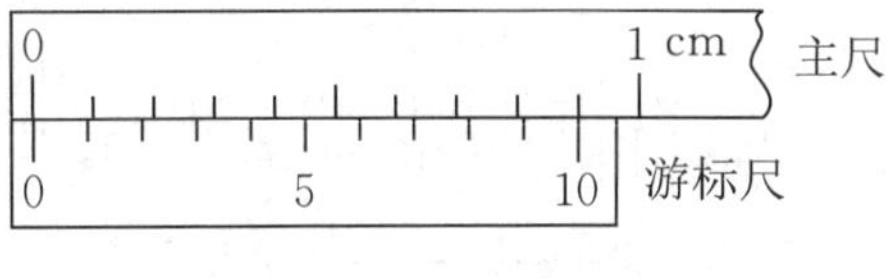

图 1-2　10 分度游标卡尺

对于 20 分度游标卡尺(见图 1-3)，$m=20$，则游标卡尺的分度值为

$$\Delta x=\frac{1}{m}=\frac{1}{20}=0.05(\text{mm}).$$

因此它称为 20 分度游标卡尺.

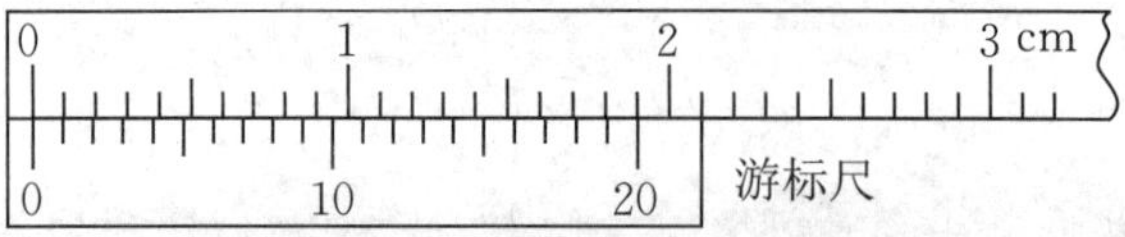

图 1-3　20 分度游标卡尺

对于 50 分度游标卡尺(见图 1-4)，$m=50$，则游标卡尺的分度值为

$$\Delta x=\frac{1}{m}=\frac{1}{50}=0.02(\text{mm}).$$

因此它称为 50 分度游标卡尺.

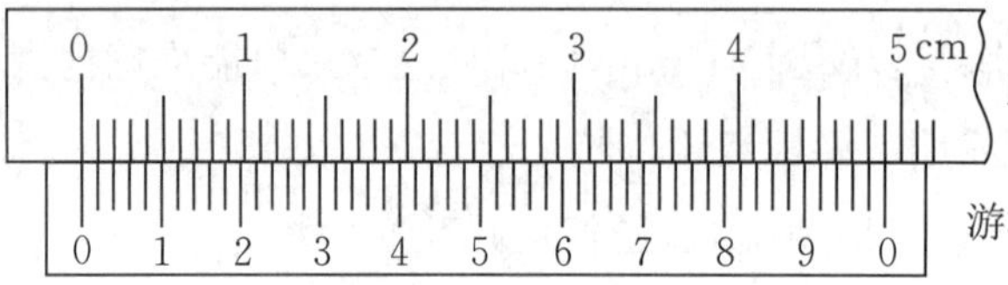

图 1-4　50 分度游标卡尺

2. 读数.

由于游标卡尺的读数表示的是主尺的零刻度线与游标尺的零刻度线之间的距离，因此游标卡尺的读数可分为以下两部分.

(1) 游标尺零刻度线在主尺上的指示部分，即主尺上第 k 个刻度所标示的长度，这部分可从主尺上读出.

(2) 游标尺刻度线与主尺刻度线重合部分所表示的长度，即

$$\Delta L=n\Delta x,$$

式中，n 表示游标尺上的第 n 个刻度与主尺的刻度线对齐，这部分可从游标尺上读出(注意，目前使用的游标尺上的读数不是 n 的值，而是 n 与 Δx 相乘后的结果).

以上两者相加就是测量值，即

$$L=k+\Delta L\quad \text{或}\quad L=k+n\Delta x.$$

如图 1-5 所示，以 20 分度游标卡尺为例，介绍游标卡尺的读数方法.

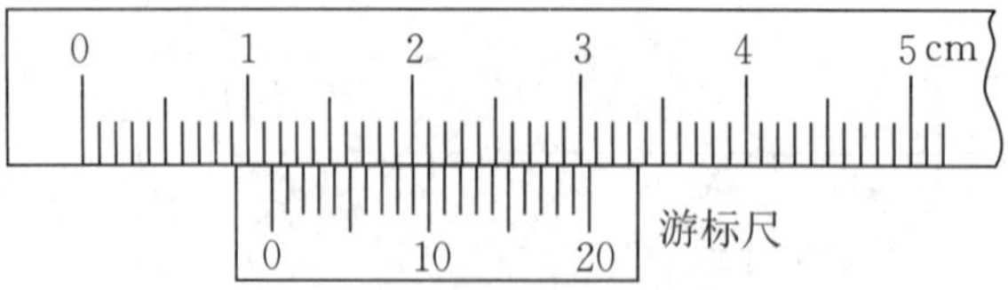

图 1-5　20 分度游标卡尺的读数

图中毫米以上的整数部分直接从主尺上读出，为

$$k=11(\text{mm}).$$

读毫米以下的小数部分时，应细心寻找游标尺上哪一根刻度线与主尺上的刻度线对

得最齐，对得最齐的那根刻度线在游标尺上表示的数值就是我们要找的小数部分. 图中是第 10 根刻度线和主尺上的刻度线对得最齐，应该读作

$$\Delta L = n\Delta x = 10 \times 0.05 = 0.50(\text{mm}).$$

于是，所测工件的读数值为

$$L = k + \Delta L = 11 + 0.50 = 11.50(\text{mm}).$$

10 分度游标卡尺及 50 分度游标卡尺的读数方法与 20 分度游标卡尺相同，读数也是由两部分组成的.

二、螺旋测微器

螺旋测微器是比游标卡尺更精密的量具，实验室中常用它来测量金属丝的直径或金属薄片的厚度等，其分度值为 0.01 mm，外形如图 1-6 所示.

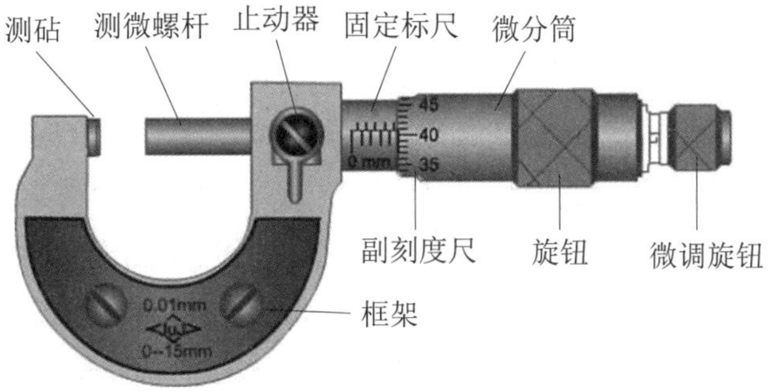

图 1-6　螺旋测微器

1. 原理.

螺旋测微器内部螺旋的螺距为 0.5 mm，因此微分筒每旋转一周，螺旋测微器内部的测微螺杆和副刻度尺同时前进或后退 0.5 mm，而微分筒边缘上的刻度共分 50 小格. 于是，微分筒每旋转一格，测微螺杆沿着轴线方向前进或后退

$$0.5 \times \frac{1}{50} = 0.01(\text{mm}),$$

此处的 0.01 mm 即为螺旋测微器的分度值. 在读数时，螺旋测微器可估计到分度值的下一位，即 0.001 mm，因此螺旋测微器又称为千分尺.

2. 读数.

螺旋测微器的读数分为以下两部分.

(1) 观察固定标尺读数准线(微分筒前沿) 所在的位置，可以从固定标尺上读出第一部分，每格 0.5 mm，即可读到半毫米.

(2) 以固定标尺的横刻度线为读数准线，读出副刻度尺上 0.5 mm 以下的数值，注意估读到分度值的下一位.

以上两者相加就是测量值.

以图 1-7(a) 所示读数为例,因为固定标尺的读数准线已超过了 1/2 刻度线,所以第一部分读数是 5.5 mm. 再考虑副刻度尺,因为副刻度尺上 20 的刻度线正好与读数准线对齐,所以第二部分读数是 0.200 mm. 因此,整体读数为

$$5.5+0.200=5.700(\mathrm{mm}).$$

类似地,如图 1-7(b) 所示,其固定标尺部分读数是 5 mm,而副刻度尺上读数是 0.203 mm,整体读数为

$$5+0.203=5.203(\mathrm{mm}).$$

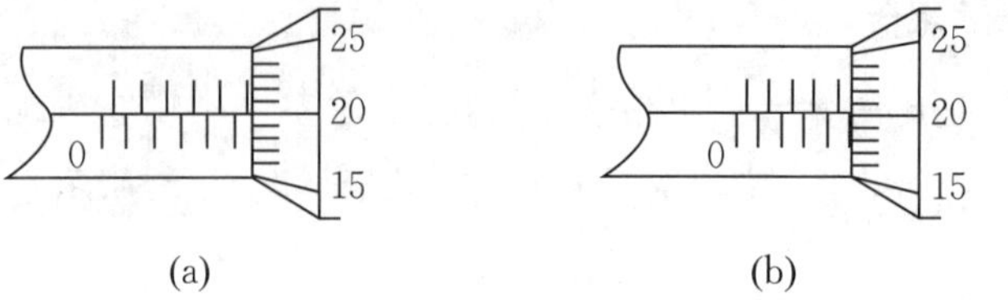

图 1-7　螺旋测微器的读数

使用螺旋测微器时要注意零点误差,即当两个测量界面贴合时,看一下副刻度尺的零刻度线和固定标尺的读数准线所对应的位置. 经过使用后的螺旋测微器零点一般不对齐,而是显示某一读数,使用时要分清是正误差(副刻度尺的零刻度线在固定标尺上的读数为正) 还是负误差(副刻度尺的零刻度线在固定标尺上的读数为负). 若将零点误差用 δ_0 表示,待测物长度的读数是 d,则此时待测物的实际长度为

$$d'=d-\delta_0,$$

式中 δ_0 可正可负.

例如,在图 1-8(a) 中 $\delta_0=-0.006$ mm,则

$$d'=d-(-0.006)=d+0.006(\mathrm{mm}).$$

在图 1-8(b) 中 $\delta_0=0.008$ mm,则

$$d'=d-\delta_0=d-0.008(\mathrm{mm}).$$

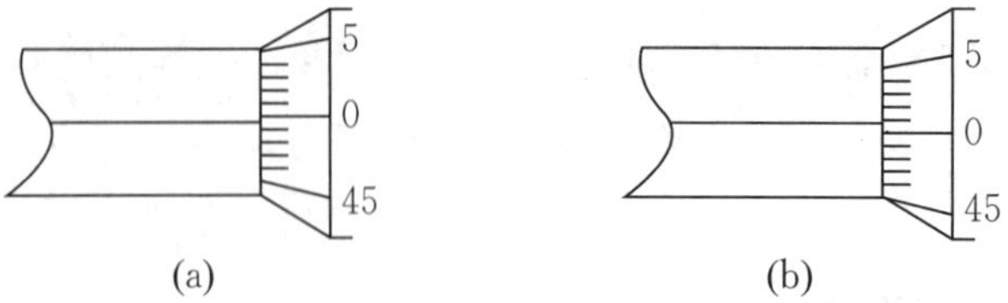

图 1-8　螺旋测微器的零点误差

实验步骤

1. 用游标卡尺测量圆筒内径、外径和高,在不同位置各测量 5 次.

2. 用螺旋测微器测量小钢球直径,在不同位置测量 5 次.

数据记录与处理

1. 自拟表格记录数据.

2. 分别计算出测量值的算术平均值、平均绝对误差、平均相对误差.

3. 计算圆筒的体积 V_1.

4. 计算小钢球的体积 V_2.

注意事项

一、游标卡尺

1. 待测物体的长度方向应和游标卡尺平行.

2. 使用前,应该先将游标卡尺的卡口合拢,检查游标尺的零刻度线和主尺的零刻度线是否对齐,若对不齐则说明卡口有零点误差,在测量中需消除这个系统误差.若游标尺的零刻度线在主尺的零刻度线右边,其读数为 a,则当测量长度值为 L 时,实际长度为 $L-a$,a 即零点误差(游标尺的零刻度线在主尺的零刻度线左边的情况应如何校准,请读者自行考虑).

3. 合拢游标卡尺的卡口时,不要用力过猛,卡住待测物体时松紧应适当,更不能卡住物体后再移动物体,以防卡口受损.

4. 使用完毕后,两卡口要留有间隙,然后将游标卡尺放入包装盒内,不能随便放在桌上,更不能放在潮湿的地方.

二、螺旋测微器

1. 用螺旋测微器测量长度产生误差的主要原因是待测物体被压紧的程度不同.为消除这一误差,螺旋测微器备有微调旋钮,当测微螺杆接近待测物体时,旋转微调旋钮使测微螺杆前进,直至有咔、咔响声,应立即停止旋转,开始读数,从而避免测微螺杆将待测物体压得过紧或过松.锁紧螺旋测微器上的止动器,能阻止测微螺杆进退.

2. 使用螺旋测微器时,需要记录零点误差.

3. 螺旋测微器的螺旋十分精细,因此旋动时要轻,不要急.另外,使用完毕后,测微螺杆与测砧之间要留有间隙,以免热胀冷缩而损坏螺旋.

思考题

1. 简述游标卡尺的构造及游标原理.20 分度游标卡尺应如何读数?

2. 螺旋测微器为什么能提高测量的精度？测量值的有效数字应保留到哪一位？

3. 有一种游标卡尺，它的主尺的分度值是 1 mm，游标尺上有 50 个刻度. 这种游标卡尺的游标尺上刻度部分的总长度是____________ mm，用这种游标卡尺测长度时可以准确到____________ mm. 设用这种游标卡尺测某铁球直径时，游标尺零刻度线在 2.2 cm 到 2.3 cm 两条刻度线之间，游标尺上的第 19 条刻度线与主尺上某条刻度线对得最齐，则此铁球的直径为____________ mm.

实验二

液体黏度的测定

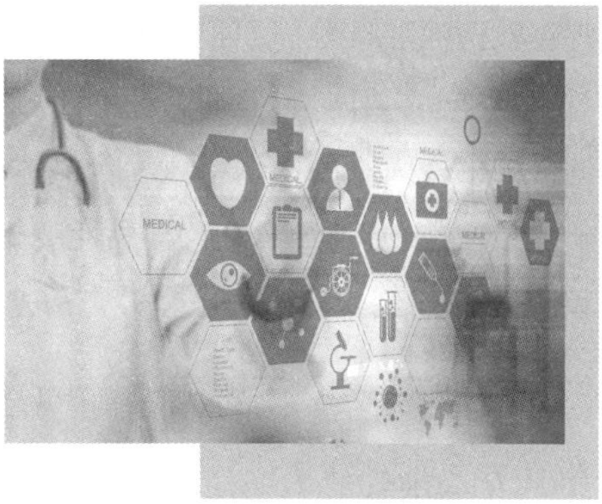

实验目的

1. 掌握用奥氏黏度计测量液体黏度的原理.
2. 学会用奥氏黏度计测量液体黏度的方法.
3. 测量酒精的黏度.

实验仪器

奥氏黏度计、支架、秒表(或手机秒表)、铅锤、温度计、大烧杯(5 000 mL)、注射器、医用橡皮吸球、量筒、蒸馏水、酒精等.

实验原理

在基础医学和临床医学中,血液黏度作为一项重要的理化鉴定指标,对中风、心肌梗死、白血病等多种重要疾病的病因研究和诊断具有重要意义. 当进行人的全血、血浆和血清的黏度测定以诊断疾病时,不可能抽取病人的大量血液,用奥氏黏度计测定液体的黏度时使用少量液体即可进行,因而医学学生首先要学会并掌握这一方法.

实际液体作为一种流体,是有黏性的,即液体流动时,在各个部分之间会出现内摩擦力. 对运动规律比较简单的流体——牛顿(Newton)流体来说,内摩擦力 F 与两流层的接触面积 S、接触处的流体速度梯度 $\frac{\mathrm{d}v}{\mathrm{d}x}$ 有关,具体表达式为

$$F=\eta S\frac{\mathrm{d}v}{\mathrm{d}x}, \tag{2-1}$$

式中，η 表示在单位面积、单位速度梯度下的内摩擦力. 假设有两种液体，它们在速度梯度及两流层接触面积相同的情况下内摩擦力不同，则可以说它们有不同的黏性；反过来，不同的液体，它们的黏性不同，则它们的比例系数 η 也就不同. 因此，称这种描述液体黏性大小的比例系数 η 为液体的黏度.

由理论知识我们知道，当黏性液体在等截面面积的水平细管内稳定流动时，其体积流量 Q 与细管两端的压强差 Δp 成正比，即

$$Q=\frac{\pi R^4\Delta p}{8\eta L}, \tag{2-2}$$

式中，R 为细管的半径，L 为细管的长度，η 为液体的黏度. 式(2－2) 称为泊肃叶(Poiseuille) 方程.

在流速接近稳定的条件下，若流过细管的液体的体积为 V，液体经过的时间为 t，则 $Q=\frac{V}{t}$. 将其代入式(2－2) 中，可得到

$$\eta=\frac{\pi R^4 t\Delta p}{8VL}. \tag{2-3}$$

可以用此式直接测定黏度 η，但需要测量的物理量有 R，t，Δp，L 和 V，各个物理量的测定并不容易，其实也没有必要. 事实上，我们可以采用比较法，即控制不同的液体在某些相同的条件下进行实验测量(如让不同的液体通过同一根细管的相同的体积)，利用公式进行比较，消去相同的物理量. 这样，我们只要测量少数的物理量即可计算出实验结果. 比较法的思想是以某个物理量的值为标准值，通过测量其他的物理量，再利用比较得到的公式，计算出需要测量的结果. 该方法可使实验操作过程大为简化，并能提高测量的精度. 下面分析比较法在本实验中的具体应用.

根据流体力学的知识，可以证明泊肃叶方程在非水平管中的形式为

$$Q=\frac{\pi R^4}{8\eta L}(\Delta p+\rho g\Delta h), \tag{2-4}$$

式中，ρ 为液体的密度，Δp，Δh 分别是管两端的压强差和高度差. 用奥氏黏度计测量液体黏度时，管两端的压强均近似等于大气压，所以其压强差 $\Delta p\approx 0$，式(2－4) 可以写为

$$Q=\frac{\pi R^4}{8\eta L}\rho g\Delta h. \tag{2-5}$$

利用式(2－5) 即可用比较法测量液体的黏度. 在时间 t_0 内，已知一黏度为 η_0、密度为 ρ_0 的液体(称为标准液体) 经过奥氏黏度计毛细管的体积为 V_0，根据式(2-5) 有

$$V_0=\frac{\pi R^4}{8\eta_0 L}\rho_0 g\Delta h t_0. \tag{2-6}$$

在同样的实验条件下，让与标准液体同体积的密度 ρ 已知、黏度 η 未知的待测液体流过奥氏黏度计毛细管，设所需时间为 t，则

$$V_0=\frac{\pi R^4}{8\eta L}\rho g\Delta h t. \tag{2-7}$$

由式(2-6) 和式(2-7) 可得

$$\eta=\frac{\rho t}{\rho_0 t_0}\eta_0. \tag{2-8}$$

在实验中测出 t 和 t_0，即可根据式(2-8) 求出待测液体的黏度.

仪器介绍

用奥氏黏度计测量液体黏度的装置如图 2-1 所示. U形玻璃管为奥氏黏度计，ab 管为粗管，e 管为毛细管，上端有一玻璃泡 d，d 的上、下方分别有一刻痕 m 和 n，式(2-6) 中的 V_0 就对应两刻痕间的体积. 黏度计下端弯曲部分很容易折断，不要用手分持两管，也不要用一手紧握两管，一般是单手持粗管一侧. 图中 G 为铅锤，T 为温度计.

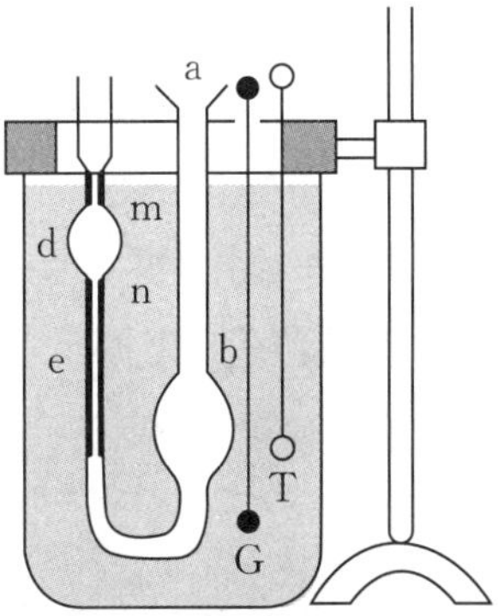

图 2-1　黏度测量实验装置

实验步骤

1. 实验前先将奥氏黏度计用自来水洗干净，再用酒精冲洗.

2. 用注射器取一定量的酒精，从 ab 管装入黏度计中. 把装好酒精的黏度计放入插有温度计的恒温大烧杯中，黏度计的上部玻璃泡应完全浸入水中，并固定在支架上，调整黏度计使之处于竖直状态.

3. 准备好秒表. 用医用橡皮吸球缓慢地在管口 a 处打气(或在 e 管管口处吸气),使玻璃泡 d 中液面略高于刻痕 m,再将医用橡皮吸球取下,记录液面由刻痕 m 降至 n 所需的时间 t,重复多次测量.

4. 回收酒精,然后用自来水冲洗黏度计多次,再用蒸馏水洗净. 洗净后,装入与酒精同体积的蒸馏水,重复步骤 3,测出时间 t_0,同时记录下大烧杯内水的温度.

5. 从附录的表 2-1 和表 2-2 中分别查出此温度下蒸馏水的密度 ρ_0 和酒精的密度 ρ,再从表 2-3 中查出同温度下蒸馏水的黏度 η_0.

数据记录与处理

将所测得时间值记入自拟的表格中,并求出下列数据:

酒精黏度的平均值

$$\overline{\eta}=\frac{\rho\overline{t}}{\rho_0\overline{t}_0}\eta_0;$$

酒精黏度的相对误差

$$E=\frac{\Delta\eta}{\overline{\eta}}\times 100\%=\left(\frac{\Delta t_0}{\overline{t}_0}+\frac{\Delta t}{\overline{t}}\right)\times 100\%;$$

酒精黏度的平均绝对误差

$$\Delta\eta=E\overline{\eta};$$

酒精黏度

$$\eta=\overline{\eta}+\Delta\eta.$$

将计算出的 η 与表 2-4 中的理论值进行比较,分析误差可能产生的原因.

注意事项

1. 奥氏黏度计下端弯曲部分很容易折断,操作过程中只能握粗管,不要一手同时握两管.

2. 实验过程应保持奥氏黏度计竖直,测量时黏度计内的液体不能有气泡.

3. 实验中也可以使用玻璃浮计测定待测液体的密度.

思考题

1. 为什么要把奥氏黏度计浸于水中?

2. 实验过程中奥氏黏度计为什么必须保持竖直?

附录

表 2-1　不同温度下蒸馏水的密度(ρ_0)

温度/℃	ρ_0/(10^3 kg/m^3)	温度/℃	ρ_0/(10^3 kg/m^3)	温度/℃	ρ_0/(10^3 kg/m^3)
0	0.999 87	10	0.999 73	20	0.998 23
1	0.999 93	11	0.999 63	21	0.998 02
2	0.999 97	12	0.999 52	22	0.997 80
3	0.999 99	13	0.999 40	23	0.997 57
4	1.000 00	14	0.999 27	24	0.997 32
5	0.999 99	15	0.999 13	25	0.997 07
6	0.999 97	16	0.998 91	26	0.996 81
7	0.999 93	17	0.998 80	27	0.996 54
8	0.999 88	18	0.998 62	28	0.996 26
9	0.999 81	19	0.998 43	29	0.995 97

表 2-2　不同温度下酒精的密度(ρ)

温度/℃	ρ/(10^3 kg/m^3)	温度/℃	ρ/(10^3 kg/m^3)	温度/℃	ρ/(10^3 kg/m^3)
0	0.806 25	11	0.797 04	22	0.787 75
1	0.805 41	12	0.796 20	23	0.786 91
2	0.804 57	13	0.795 35	24	0.786 06
3	0.803 74	14	0.794 51	25	0.785 22
4	0.802 90	15	0.793 67	26	0.784 37
5	0.802 07	16	0.792 83	27	0.783 52
6	0.801 23	17	0.791 98	28	0.782 67
7	0.800 39	18	0.791 14	29	0.781 82
8	0.799 56	19	0.790 29	30	0.780 37
9	0.798 72	20	0.789 45	31	0.780 12
10	0.797 88	21	0.788 60	32	0.779 27

表 2-3　不同温度下蒸馏水的黏度(η_0)

温度 /℃	η_0/(10^{-3} Pa·s)	温度 /℃	η_0/(10^{-3} Pa·s)	温度 /℃	η_0/(10^{-3} Pa·s)
0	1.794	17	1.088	26	0.875
5	1.519	18	1.060	27	0.856
10	1.310	19	1.034	28	0.837
11	1.274	20	1.009	29	0.818
12	1.239	21	0.984	30	0.800
13	1.206	22	0.961	31	0.788
14	1.175	23	0.938	32	0.767
15	1.145	24	0.916	35	0.721
16	1.110	25	0.895	40	0.660

表 2-4　不同温度下酒精的黏度(η)

温度 /℃	η/(10^{-3} Pa·s)	温度 /℃	η/(10^{-3} Pa·s)	温度 /℃	η/(10^{-3} Pa·s)
14	1.330	21	1.179	28	1.039
15	1.308	22	1.158	29	1.021
16	1.286	23	1.137	30	1.003
17	1.264	24	1.116	31	0.985
18	1.242	25	1.096	32	0.967
19	1.221	26	1.076	33	0.949
20	1.200	27	1.057	34	0.931

实验三

用焦利氏秤测定液体的表面张力

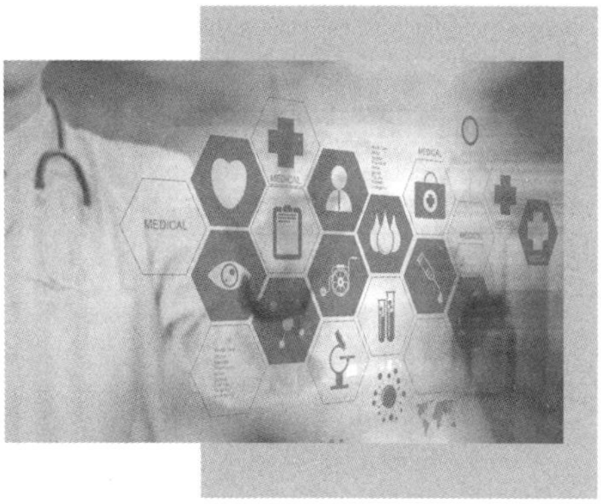

实验目的

1. 学习使用焦利氏秤测定水的表面张力系数的方法.

2. 研究溶质对液体表面张力系数的影响.

3. 通过实验加深对液体表面张力现象的认识.

实验仪器

焦利氏秤(含配件)、物理天平、镊子、酒精灯、火柴、烧杯、(蒸馏) 水、葡萄糖溶液、肥皂液、游标卡尺等.

仪器介绍

焦利氏秤实际上是一个比较精确的弹簧秤,用焦利氏秤测量力是根据胡克(Hooke) 定律来实现的,其表达式为

$$F = k\Delta x , \tag{3-1}$$

式中,k 为弹簧的弹性系数,它等于弹簧伸长单位长度所需的拉力,Δx 为弹簧的伸长量. 如果已知 k 值,再测定弹簧在外力作用下的伸长量 Δx,就可以算出作用力 F 的大小.

焦利氏秤的构造如图 3-1 所示,A 为竖直圆筒形支架,圆筒里有一可借助升降旋钮 D 升降的杆,升降高度可以由标尺 B 上的刻度和支架 A 上的游标尺 C 读出. 弹簧 E

悬在横梁N(可随杆一起升降)上,E的下端有一指示镜M,M在固定于支架A上的竖直玻璃管G内. M和G上都刻有标线,在测量时,可通过观察M,G上的刻线与G在M中反射的刻线这三条线是否重合来确定受力是否平衡. H为平台调节旋钮.

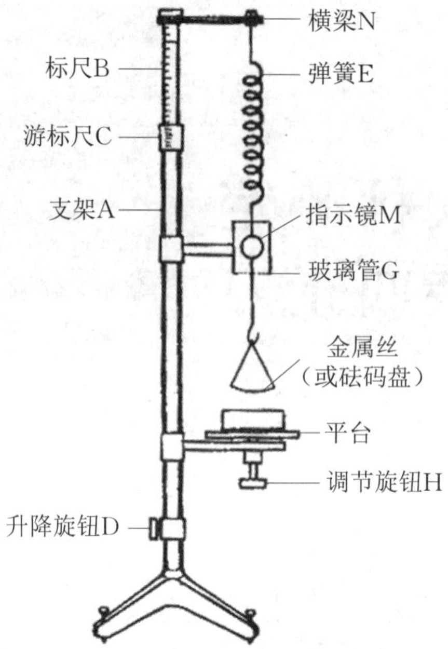

图3-1 焦利氏秤实验装置

实验原理

一、测定弹簧的弹性系数

弹簧的弹性系数就是弹性限度内弹簧所受的力 F(单位:N) 与弹簧的伸长量 Δx(单位:m) 之比,即弹簧伸长单位长度所受的力,若以 k 表示,则有

$$k=\frac{F}{\Delta x},$$

式中,k 的单位为N/m.

二、测定水的表面张力系数

如图3-2所示,在液体表面存在着使液体具有收缩倾向的张力. 如果在液面上设想有一条分界线MN,表面张力的方向垂直于选取的分界线,且表面张力F的大小与分界线的长度 L 成正比,即

$$F=\alpha L,$$

式中,α 称为该液体的表面张力系数. 将其变形,有

$$\alpha=\frac{F}{L}.$$

对金属丝来说，将其拉出液面时由于液膜有前后两个表面，因此它受到的总张力为

$$F=2\alpha L,$$

即

$$\alpha=\frac{F}{2L}.$$

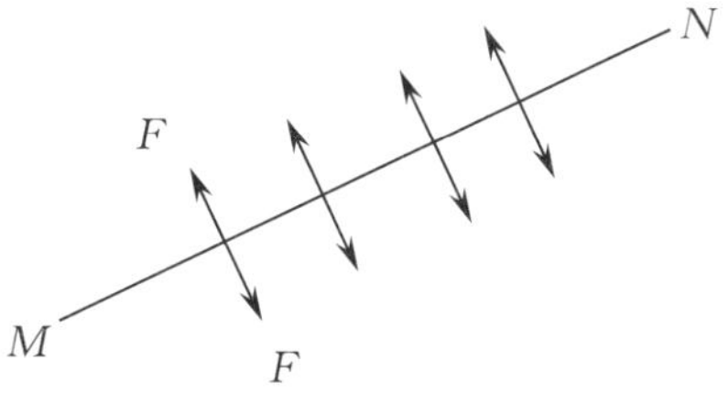

图 3-2　液体的表面张力

三、研究溶质对液体表面张力的影响

在一定温度下，液体表面张力系数是一定的. 如果在纯液体中溶解了溶质，液体的表面张力系数就会改变，有的溶质可使液体表面张力系数减小，有的溶质可使液体表面张力系数增大，能减小液体表面张力系数的物质称为表面活性物质，能增大液体表面张力系数的物质称为表面非活性物质. 本实验将通过对葡萄糖溶液和肥皂液的表面张力系数进行测定，了解葡萄糖和肥皂对水的表面张力系数的影响.

实验步骤

一、测定弹簧的弹性系数

1. 安装仪器如图 3-1 所示，但此时不要放上烧杯及金属丝，而是在小金属杆下挂砝码盘，调节三脚架上的旋钮，使管竖直，此时可以金属杆恰在玻璃管的正中为准. 转动旋钮 D，使三线重合，记下此时游标尺的读数.

2. 置 1 g 砝码于砝码盘中，转动旋钮 D，仍使三线保持重合，记下游标尺的读数，此读数与步骤 1 所得读数之差即为弹簧下加 1 g 质量时弹簧的伸长量.

3. 按上步骤分别置 2 g，3 g 砝码于砝码盘中，测出弹簧相应的伸长量.

4. 记录数据，并算出弹簧的平均弹性系数 k.

二、测定水的表面张力系数

1. 先用游标卡尺测量金属丝的长度 L，再用镊子夹住金属丝在酒精灯上烧红后，

挂于小砝码下(注意:金属丝烧红后不要用手直接接触).

2. 用水洗净烧杯,在烧杯内注入 120 mL 的水,置于平台上. 将金属丝慢慢浸入烧杯中的水内,使其水平部分的上边缘恰与水面齐平,同时调节旋钮 D,使三线重合,记下此时游标尺的读数 x_0.

3. 慢慢转动平台下的旋钮 H,缓慢降低烧杯,同时慢慢调节旋钮 D,将金属丝缓慢地向上拉,直至液膜断裂(注意:整个过程都要保持三线重合),再记下游标尺的读数 x'. 该读数与前一读数 x_0 之差为弹簧的伸长量,即

$$\Delta x = x' - x_0.$$

由 Δx 和弹簧的弹性系数 k 即可算出水的表面张力系数 α 的值.

4. 依上述步骤重做两次,计算 α 的平均值.

三、研究溶质对液体表面张力的影响

1. 在一烧杯中倒入葡萄糖溶液,重复实验步骤二,计算葡萄糖溶液的表面张力系数.

2. 在另一烧杯中倒入肥皂液,重复实验步骤二,计算肥皂液的表面张力系数.

数据记录与处理

1. 自拟表格记录相关实验数据.

2. 根据实验数据,计算弹簧的平均弹性系数,以及水、葡萄糖溶液、肥皂液的表面张力系数.

3. 根据计算结果,分析葡萄糖和肥皂对水的表面张力系数的影响.

注意事项

1. 水中如有少许杂质,其表面张力系数将有明显变化. 因此,实验时必须用纯净水,如蒸馏水或者凉开水,保证测量的准确性.

2. 每次实验前要用氢氧化钠溶液清洗烧杯和金属丝,然后用纯净水冲洗多次才能使用. 实验结束后,用吸水纸将表面擦干,以免锈蚀.

3. 测量过程中动作要慢,防止仪器震动,尤其是液膜即将破裂时,更要特别注意.

4. 不同温度下与空气接触的水的表面张力系数可参见附录的表 3 - 1.

思考题

1. 表面张力与哪些因素有关? 实验中应注意哪些地方才能减小误差?

2. 液体表面张力产生的原因是什么?

附录

表 3-1　在不同温度下与空气接触的水的表面张力系数

温度 /℃	α/(10^{-3} N/m)	温度 /℃	α/(10^{-3} N/m)
0	75.62	22	72.44
10	74.20	23	72.28
15	73.48	24	72.12
16	73.34	25	71.96
17	73.20	30	71.15
18	73.05	40	69.55
19	72.89	50	67.90
20	72.75	100	58.84
21	72.60		

实验四

温差电现象实验

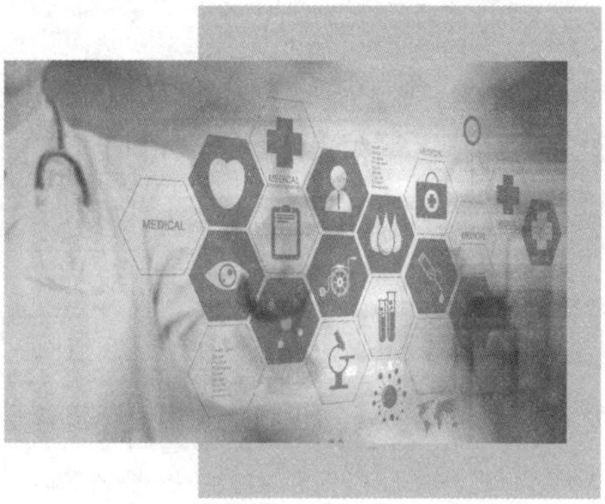

实验目的

1. 理解温差电现象的本质.

2. 通过实验得出具体条件下的温差电动势与温度差的关系.

3. 学会设计温差传感器与记录系统.

实验仪器

温差电偶架(热电偶)、真空杯、电热杯、数字电压表、温度计、计算机及 Graph 软件.

实验原理

实验证明,两种不同的金属材料 a,b 紧密接触并达到静电平衡时,其交界面两侧电势并不相等,这个电势差叫作材料间的内接触电势差. 从经典电子理论来看,这种电势差是由于两种金属的自由电子数密度 n 不同所致的. 相互接触时,两种金属的电子将越过交界面相互扩散,而电子数密度大的金属(设金属 a 的电子数密度大) 中的电子扩散到对方的多,结果金属 b 交界面处带负电,金属 a 交界面处带正电,它们激发的静电场阻止扩散,最终将达到静电平衡,这样就形成了材料间的内接触电势差. 两种不同金属焊接在一起所形成的回路叫作温差电偶或热电偶,如图 4 - 1 所示,当 1,2 处温度不相同时,两处的平衡内接触电势差也不同,这样 A,B 点间就产生了电势差，这个电势差叫作温差电动势，这就是泽贝克(Seebeck)效应．温差电动势 U 与温度差 ΔT 在一定范围内近似为线性关系，其表达式为

$$U=\alpha\Delta T,$$

式中，α 称为**热电偶常数**．

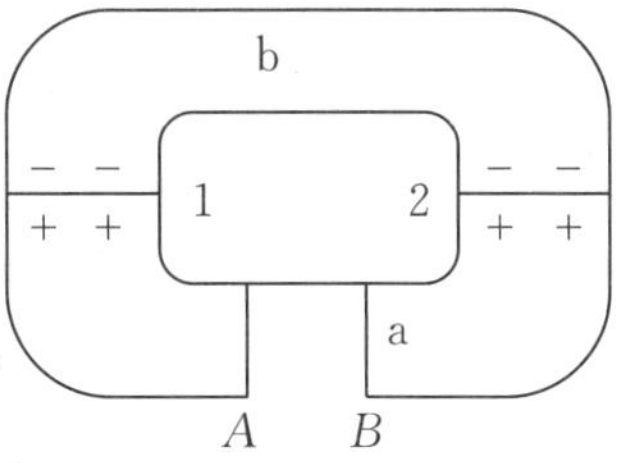

图 4－1　热电偶

实验步骤

1. 按实验装置图 4－2 接好各器材．

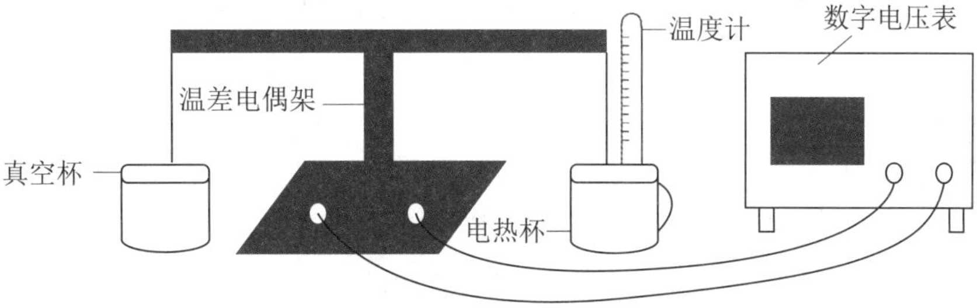

图 4－2　实验装置图

2. 向真空杯和电热杯中装入水，并测得其温度，定为参考温度．

3. 把电热杯中的水加热，注意温度计读数，每提升 2 ～ 3 ℃ 时拔下电热杯插头，待其温度稳定时读出三个电势差值，取平均，直到升至 100 ℃ 附近时为止．

4. 记录数据：将温差电动势 U 与温度差 ΔT 填入数据记录表．

5. 处理数据：用 Graph 软件对以上数据进行处理，作出近似的曲线图，求出近似方程并打印．

6. 通过数据或曲线计算出热电偶常数．

7. 利用自己的实验数据，测一测手指或其他对象的温度．

8. 构思设计一套温差传感器与记录系统，画出结构简图．

9. 整理好实验器材．

数据记录与处理

1. 记录数据：将温差电动势 U 与温度差 ΔT 填入数据记录表 4－1.

表 4－1　温差电动势与温度差数据记录表

参考温度：________

U/mV												
ΔT/℃												

2. 处理数据：用Graph软件对以上数据进行处理，作出近似的 $U-\Delta T$ 关系图，求出近似方程并打印，或者用作图法作出 $U-\Delta T$ 关系图.

3. 根据实验数据求出热电偶常数，并进行误差分析.

思考题

1. 解释温差电现象的本质.

2. 根据此实验，设计一套温差传感器与记录系统，要求该系统能对某一待测物体持续测温，并能保存反映温度变化的数据.

附录

热电偶的医学应用

热电偶在临床医学中有很好的应用. 根据热电偶原理制成的温差传感器(热电偶温度计)，可以把热电偶的一端做成直径很小(12 μm)的探针送入人体内测量某些部位的温度，根据传感器显示出的电势差得出探针处与热电偶另一端参考点的温度差. 特别是用它测量红外线辐射具有独特的优点.

热电偶制造简单，稳定性好，响应时间快，可以比较好地排除周围温度的影响，得到高精度的测量数据. 如果将其制成温差传感器，把温差电动势的数据采集到计算机中进行保存，并转换成温差信号，这样就可以得到温度变化曲线，找出温度变化的规律.

实验五

多用电表的使用

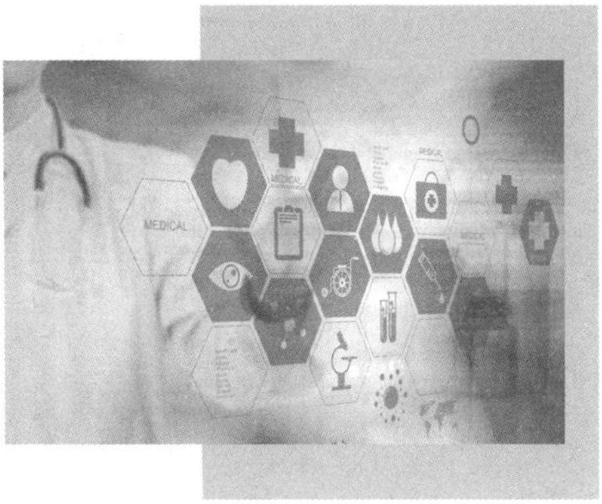

实验目的

1. 了解多用电表的构造与原理.
2. 学会正确使用多用电表.

实验仪器

多用电表、直流电源、交流电源、电阻、晶体二极管、三极管等.

实验原理

多用电表是一种由灵敏电流计(表头)与各种阻值的电阻连接而成的多功能测量仪表. 它可以测量电阻、交/直流电压、直流电流,有些还可以测量交流电流. 多用电表有多种类型,其面板布局也有不同,但其基本功能、旋钮的作用、读数方法基本相同. 图 5-1 为FM30型多用电表的面板图.

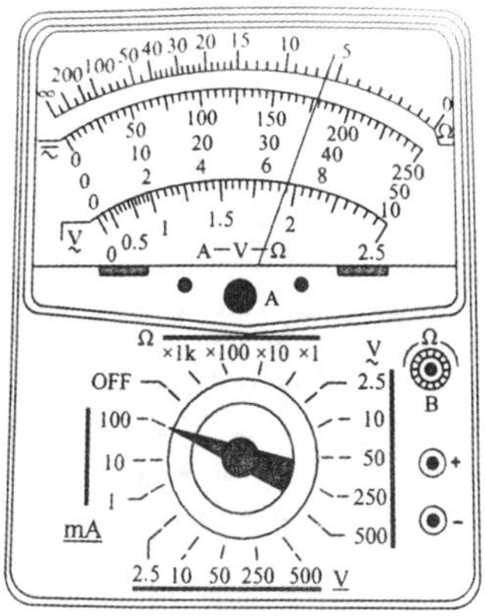

图 5-1　FM30 型多用电表面板图

一、直流电流表

图 5-2 为直流电流表原理图,图中 G 为表头,I 为待测电流,I_g 为表头允许通过的最大电流,R_g 为表头内阻,R 为与表头并联的电阻.

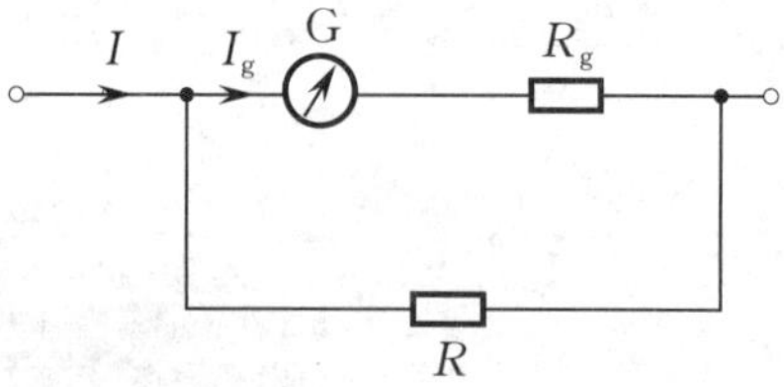

图 5-2　直流电流表原理图

由图 5-2 所示电路图,可得

$$I_g R_g = (I - I_g) R,$$

化简得

$$R = \frac{I_g R_g}{I - I_g} = \frac{R_g}{\frac{I}{I_g} - 1} = \frac{1}{n-1} R_g, \tag{5-1}$$

式中,$n = \frac{I}{I_g}$. 可见,要把表头改装成量程为 $I = nI_g$ 的电流表,只要给表头并联一个阻值为 $R = \frac{1}{n-1} R_g$ 的电阻即可. 因此,只要给表头并联不同阻值的电阻,就可以将其改装成不同量程的直流电流表.

二、直流电压表

图 5-3 为直流电压表原理图,图中 G 为表头,V 为待测电压,I_g 为表头允许通过的最大电流,R_g 为表头内阻,R 为与表头串联的电阻.

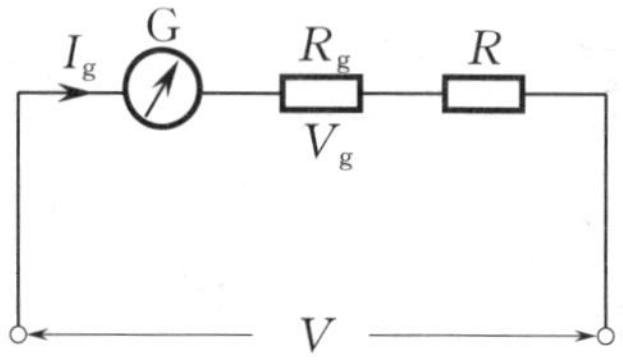

图 5-3　直流电压表原理图

由图 5-3 所示电路图,可得

$$\frac{V_g}{R_g} = \frac{V}{R_g + R},$$

化简得

$$R = \left(\frac{V}{V_g} - 1\right) R_g = (n' - 1) R_g,$$

式中,$n' = \frac{V}{V_g}$. 可见,要把表头改装成量程为 $V = n'V_g$ 的电压表,只要给表头串联一

个阻值为 $R=(n'-1)R_g$ 的电阻即可. 因此，只要给表头串联不同阻值的电阻，就可以将其改装成不同量程的直流电压表.

三、欧姆表

多用电表的欧姆(Ohm)挡是根据闭合电路的欧姆定律制成的. 电路原理如图 5-4 所示，图中 R_g 为表头内阻，R_0 为用于调节欧姆表零点的可变电阻，也叫调零电阻，ε 为电源的电动势，r 为电源内阻，R_x 为待测电阻.

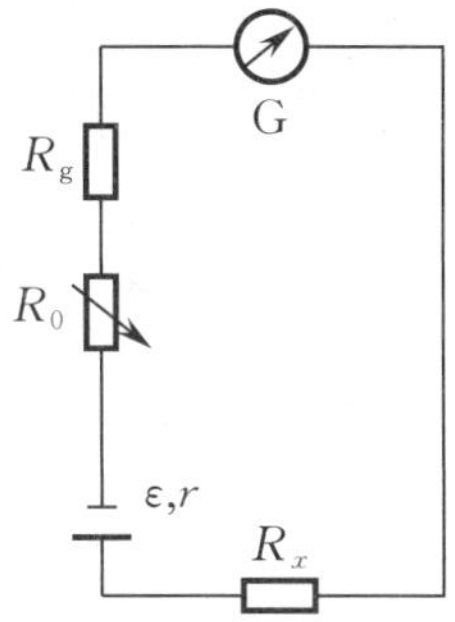

图 5-4　欧姆表原理图

当接入待测电阻 R_x 时，通过电表的电流为

$$I_x=\frac{\varepsilon}{r+R_g+R_0+R_x}.$$

令 $R=r+R_g+R_0$(称为综合内阻)，则上式可写成

$$I_x=\frac{\varepsilon}{R+R_x}.$$

当多用电表调至某一欧姆挡位时，可以认为 R 值是不变的. 当 ε 保持不变时，通过表头的电流随待测电阻的增大而减小(但两者不是线性关系)，即 R_x 的值与电流 I_x 的值有一一对应关系，此时观察电流值即可得知相应的电阻值.

当 $R_x=0$ 时，通过表头的电流有最大值

$$I_{x\max}=\frac{\varepsilon}{R},$$

此时指针偏转最大(满刻度)，将该刻度标为 0.

当 $R_x\to\infty$ 时，通过表头的电流为 0，指针没有偏转，将该刻度标为 ∞.

当 $R_x=R$，即待测电阻与综合内阻相等时，通过表头的电流等于满刻度电流的一半，即

$$I_x=\frac{\varepsilon}{R+R_x}=\frac{\varepsilon}{2R}=\frac{I_{x\max}}{2},$$

此时指针居中.

从以上分析可以看出，欧姆表的刻度是不均匀的，从中心刻度到零刻度，刻度分布越来越稀，从中心刻度到 ∞，刻度分布越来越密.

四、交流电压表

交流电压表原理如图5-5所示，交流电先经过整流器整流，变为直流电流后再流经表头. 交流电压表扩大量程的原理与直流电压表相同.

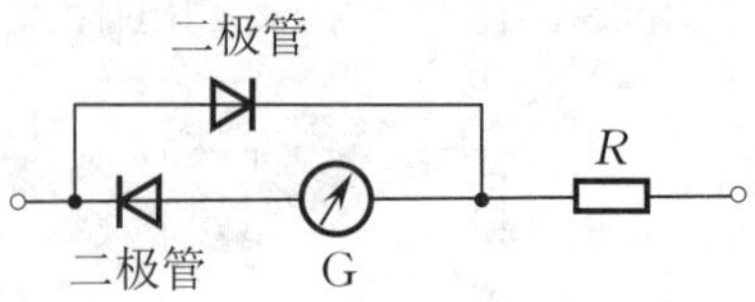

图 5-5　交流电压表原理图

实验步骤

一、电阻的测量

1. 将多用电表的转换开关拨至欧姆挡位上. 一般多用电表，测量电阻倍率有“×1”“×10”“×100”“×1k”几挡，不管用哪个挡位，使用时，在选定挡位后，首先应调零，即将正负表笔短路，调节调零旋钮，使指针指到零.

2. 测量电阻时，将两表笔接在待测电阻两端，观察表盘上指针所指的读数，即可得出电阻值. 注意，R_x =指针指示数值×倍率. 为了读数精确，在测量时，应先选较大的倍率进行预测量，然后逐渐缩小倍率，以使指针约在满刻度的 $\frac{2}{3}$ 处为宜(但需注意，每次更换倍率，必须重新调零).

3. 更换待测电阻，重复上述测量.

注意：如果待测电阻是接在电路中的，则必须先断开其与所有电路的连接后再测量. 此外，不能直接测电源的内阻，也不能直接测表头的内阻.

二、直流电压的测量

1. 估计待测电压值，将转换开关拨到直流电压挡位上. 如果不好估计待测电压值，应先选较大量程，然后逐渐缩小，直至找到适当的量程，以免用小量程测量大电压而烧坏多用电表.

2. 将电表并联在待测电路上，注意红表笔接高电势端，黑表笔接低电势端.

3. 根据选择的量程和指针指示的数值，正确地读出读数.

4. 重复上述步骤，测量电路中不同部分的电压.

三、交流电压的测量

1. 估计待测电压值，并选择适当的交流电压量程（选择方法与直流电压挡一样）.

2. 将电表并联在待测电路上，不考虑表笔的正负，根据选择的量程，正确读数.

四、直流电流的测量

1. 首先将转换开关拨到直流电流挡位上，再选择适当的量程. 选择时应先选较大量程，然后逐渐缩小，直至找到适当的量程为止，以免用小量程测量大电流而烧坏多用电表.

2. 测量时，多用电表串联接入待测电路，注意红表笔接高电势一端，黑表笔接低电势一端.

3. 根据选择的量程和指针指示的数值正确读数.

注意：决不允许用直流电流挡位测电压或直接用直流电流挡位测电源的电流，以免损坏电表.

五、晶体管管脚的判别

利用多用电表的欧姆挡判别晶体二极管的极性和三极管的管脚时，首先应明确：欧姆表内部有电源，而且电源的正极接在黑表笔插口一端，负极接在红表笔插口一端. 另外判别时，要用"×100"或"×1k"挡，不能用"×1""×10"挡，因为"×1""×10"挡的电流太大，容易使二极管的 pn 结烧坏或击穿.

1. 判别晶体二极管的极性.

将多用电表拨至欧姆挡位的"×100"挡，多用电表的两个表笔分别接至二极管的两个管脚上，记下阻值. 然后使二极管两个管脚调换，再记下阻值. 比较这两个阻值，哪个阻值小，其黑表笔所接的管脚即为二极管的正极.

2. 晶体三极管管脚的判别.

将多用电表拨至欧姆挡位的"×100"挡.

(1) 判别基极：首先假定某管脚为基极 b，用红表笔接到假定的基极 b 上，用黑表笔轮流接在其余两个管脚上，测其电阻. 然后分别以另外两个管脚为基极 b，重复上述测量. 若发现两次电阻读数均小，就说明这个假定的基极 b 是正确的，并且此三极管为 pnp 型. 若发现两次电阻读数均大，说明假定的基极 b 也是正确的，并且此三极管为 npn 型.

(2) 判别集电极和发射极：经过上述判别已确定了基极 b 和管型，下面判别三极管管脚的集电极和发射极. 假设用的是 pnp 型管，让黑表笔接到假定的发射极 e 上，红表笔接到假定的集电极 c 上，用手指捏住 b，c 两极（相当于 b，c 间接一电阻），发现指针摆动,然后把 e,c 两极调换,再捏住调换后的 b,c 两极,发现指针也摆动,则指针摆动较小的那一次,黑表笔所接的为发射极.若用的是 npn 型管,则上述判断过程中将黑、红表笔调换即可.

数据记录与处理

一、电阻的测量

自拟表格,记录待测电阻的阻值,分析可能产生误差的原因.

二、直流电压的测量

自拟表格,记录各个位置待测电压的大小,分析可能产生误差的原因.

三、交流电压的测量

自拟表格,记录各个位置待测电压的大小,分析可能产生误差的原因.

四、直流电流的测量

自拟表格,记录待测电流的大小,分析可能产生误差的原因.

五、晶体管管脚的判别

根据实验步骤中的判别依据,合理判别二极管的极性及三极管各管脚.

实验六

印相实验

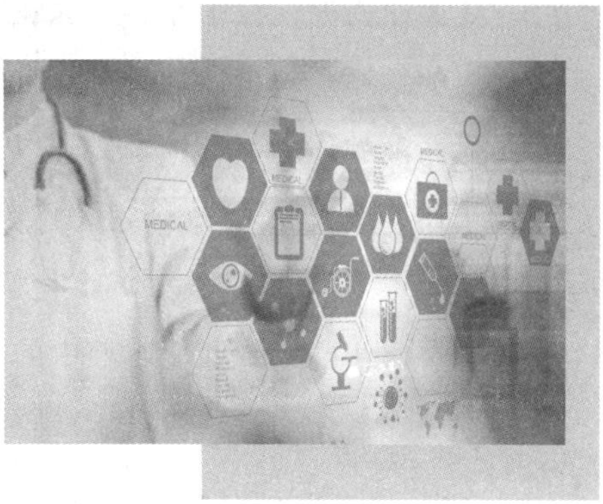

实验目的

1. 了解印相时形成影像的基本原理.
2. 熟悉暗室的环境和操作规程.
3. 掌握印相的基本步骤和实验方法.

实验仪器

曝光箱、相纸、底片、显影液、停显液、定影液、水、显影盆、停显盆、定影盆、镊子等.

实验原理

一、感光材料介绍

用卤化银的细微结晶颗粒加精胶制成乳剂，分别将其均匀涂在醋酸纤维片基或纸上，可制成底片或相纸. 涂有乳剂的一面称为底片或相纸的药面. 卤化银具有感光性，受光照射将发生光化反应，以溴化银(AgBr)为例，其反应可表示为

$$Br^- + h\nu \rightarrow Br + e^-,$$

$$e^- + Ag^+ \rightarrow Ag,$$

式中，Br^- 为溴离子，$h\nu$ 为光子，Br 为溴原子，e^- 为电子，Ag^+ 为银离子，Ag 为银原子.

反应后，颗粒状的银原子呈黑色.

二、潜影及显影

被还原出来的银原子在底片或相纸上，按光照的强弱形成相应的分布. 由于感光反应析出的银原子较少，因此形成了肉眼不可见的潜影，潜影即潜在的影像.

在显影液的作用下，以潜影上已析出的银原子为显影中心，将附近的卤化银微粒的银离子还原成银原子，这个过程称为显影.

以溴化银为例，此时发生如下化学反应：

$$AgBr + [H](\text{显影液中的还原剂}) \rightarrow Ag\downarrow + HBr(\text{氢溴酸}).$$

由于精胶的保护作用，这时，在未被感光的地方，未形成银原子，溴化银与显影液不发生反应. 而已感光的地方，形成的银原子已破坏了精胶的保护作用，溴化银可以发生还原反应. 感光强的位置光化反应强，形成的银原子多；感光弱的位置光化反应弱，形成的银原子少，这种分布经显影的进一步放大后，就形成了按光的强弱分布而得来的影像.

当然，如果显影时间太长，也可能使未被感光的地方的精胶逐渐破坏，而发生上述反应. 所以，显影时间不宜太长.

三、定影

将未感光还原的卤化银溶去，对还原的影像加以固定，使显影后呈现的影像在光照下不再发生变化，这个过程称为定影.

实验步骤

1. 准备阶段.

(1) 把显影液、水、停显液和定影液分别按顺序装入四个容器内，并放在曝光箱一侧的桌子上.

(2) 熟悉曝光箱的构造和使用方法，打开曝光箱和暗室中的红灯，关上日常照明灯.

(3) 熟悉底片和相纸的药面.

2. 曝光.

将底片的药面朝上，平放在曝光箱上方的曝光孔上，用小片印相纸(药面朝下)紧贴底片，进行曝光试印，一般曝光时间在 5 s 以内.

3. 显影.

将曝光后的相纸放在清水中，使其药面湿润，然后再将其放入显影液中进行显影. 显影过程中,要不断轻轻地搅动相纸并观察显影变化. 显影时间一般在 4 min 以内,以看到清晰的影像为准.

4. 停显.

显影出现清晰的影像后,将相纸立即放入停显液或水中,并将相纸上黏附的显影液反应掉或溶去,以免相纸在显影液的作用下继续变色或变黑.

5. 定影.

将相纸从停显液中迅速取出,放入定影液中进行定影,定影时间为 8 ～ 10 min. 在定影过程中也要经常轻轻地搅动相纸.

6. 定影后的相纸要放入水中冲洗 30 min 以上,最后进行上光或晾干.

7. 回收处理各种药液.

数据记录与处理

分析每张相纸在曝光、显影、定影等印相过程中所用的时间、方法和产生的效果.

注意事项

1. 曝光时,相纸的药面不能放反.
2. 显影和定影的步骤不能颠倒.
3. 印相过程中,相纸的药面要始终朝下,保证避光.
4. 不能用手直接接触各种药液.

思考题

1. 显影和定影的顺序如果颠倒,会出现什么样的后果?
2. 相纸和底片上的银为何呈黑色?

实验七

用衍射光栅测定光波波长

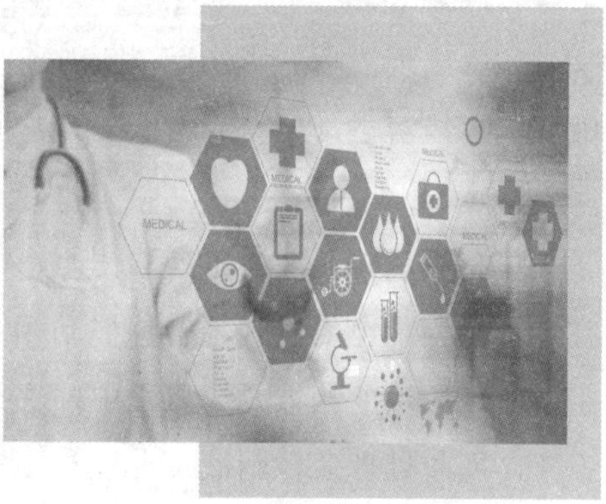

实验目的

1. 观察光栅衍射现象.

2. 掌握用衍射光栅测定光波波长的方法.

实验仪器

光具座、光栅(包括夹架)、光源(钠光灯)、狭缝(包括夹架)、透镜、激光笔、米尺、卷尺、光屏等.

实验原理

衍射光栅是一种重要的分光元件,它可以把入射光中不同波长的光分开. 衍射光栅有透射光栅和反射光栅两种,常用的是平面透射光栅. 平面透射光栅是在玻璃上刻有许多等宽的平行刻痕而制成的,当光入射在光栅上时,刻痕把光散射而不透光,只有刻痕间的部分能透光. 因此,它可以看作一系列等间距的狭缝. 平行光投射在这样的狭缝上,透射后经过透镜 L,将聚焦在透镜 L 的主焦面 P 上. 如图 7 - 1 所示,图中 a 表示每一条狭缝的宽度,b 表示狭缝间的距离,即刻痕的宽度,$a+b$ 叫作光栅常量,用 d 表示.

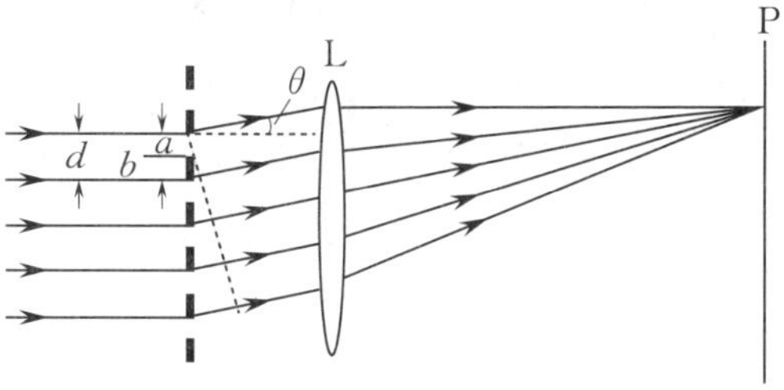

图 7-1　平面透射光栅原理图

光通过每一条狭缝都要产生衍射，而通过各狭缝的光波彼此之间又要产生干涉，因此经过透镜 L 会聚的衍射条纹，就是衍射和干涉的总效果.

当平行光垂直投射到光栅面上时，这些狭缝就成为新的光源. 因光源发出的子波彼此干涉，故光就在衍射角 θ 符合下列条件的方向上相互加强，而在其他方向上则部分抵消或完全互相抵消：

$$d\sin\theta = k\lambda \quad (k=0, \pm 1, \pm 2, \cdots). \tag{7-1}$$

式(7-1)称为光栅方程，式中，d 为光栅常量，λ 为光波波长，$|k|$ 为衍射亮纹的级次. 此时，用透镜 L 把这些衍射后的平行光会聚起来，则在透镜的主焦面上将出现一系列亮纹，形成衍射图样. 在 $\theta=0$ 的方向上，可以观察到中央亮纹极强，称为零级亮纹，其他级次的亮纹对称地分布在零级亮纹的两侧.

因此，衍射光栅所产生亮纹的位置满足光栅方程

$$d\sin\theta = k\lambda \quad (k=0, \pm 1, \pm 2, \cdots).$$

由图 7-2 所示的几何关系得

$$\tan\theta = \frac{\Delta x/2}{L} = \frac{\Delta x}{2L},$$

式中，L 为光栅到透镜主焦面(实验中为光屏)的距离. 当 θ 很小时，$\sin\theta \approx \tan\theta$，故光栅方程可写为

$$\lambda = \frac{d\Delta x}{2kL} \quad (k=1,2,\cdots). \tag{7-2}$$

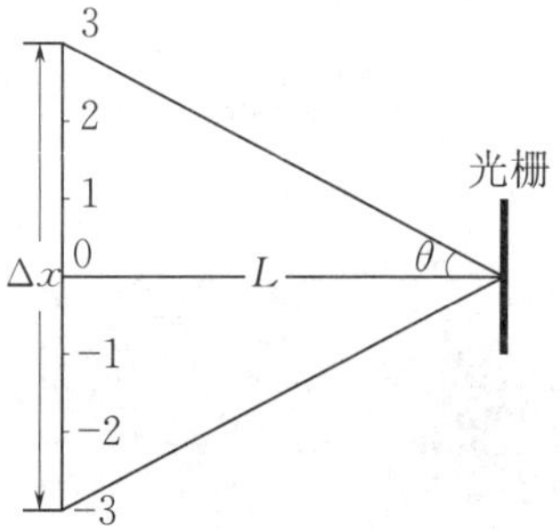

图 7-2　衍射光栅条纹几何关系图

可见，测出不同级次亮纹对应的 Δx 和 L，若给定光栅常量 d，则可求出光波波长 λ.

实验步骤

1. 在光具座上将光源、狭缝、光栅、光屏依次安装好.
2. 打开光源预热 2 min.
3. 调节光源、狭缝、光栅共轴.
4. 在光屏上标出亮纹的位置，测出 L 值及此时第一级、第二级亮纹的 Δx 值.
5. 改变 L 的大小，重复上述测量.
6. 用实像法重复上述测量.

数据记录与处理

1. 将测得的 L 值和 Δx 值记录在自拟的表格中，进行误差分析.
2. 计算 $\lambda=\dfrac{d\Delta x}{2kL}(k=1,2)$ 的值，并求出相对误差.

思考题

1. 什么叫光栅常量？它对衍射图样的分布有什么影响？
2. 如果用白光做上述实验，会观察到什么现象？怎样解释这个现象？

实验八

用旋光仪测定葡萄糖溶液的浓度

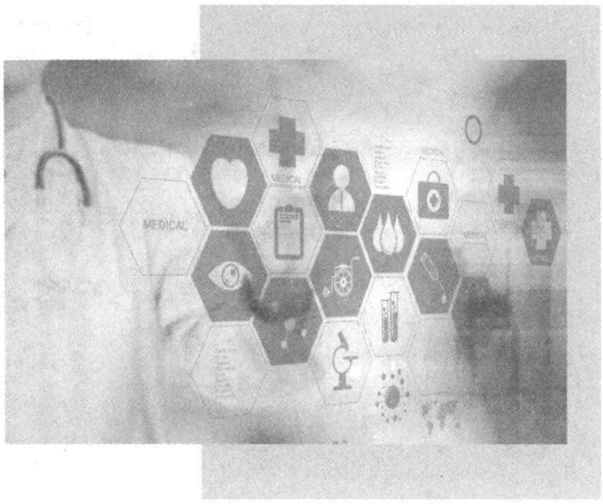

实验目的

1. 熟悉旋光仪的结构、原理和使用方法.

2. 测量旋光溶液的旋光率和浓度.

实验仪器

旋光仪、盛液玻璃管、温度计、已知和未知浓度的葡萄糖溶液.

实验原理

当平面偏振光通过某些透明物质后，其振动面会发生旋转，这种现象称为旋光现象. 振动面旋转的角度，称为旋光角. 能发生旋光现象的物质，称为旋光物质，如石英、糖溶液、松节油及某些抗菌素溶液等. 旋光物质还有左旋和右旋之分，当观察者正对着入射光看时，若振动面沿逆时针方向旋转，则称为左旋，这种物质称为左旋物质；若振动面沿顺时针方向旋转，则称为右旋，这种物质称为右旋物质.

对透明的固体来说，旋光角 φ 与光透过物质的厚度 L 成正比；而对液体来说，除了厚度之外，旋光角 φ 还与溶液的浓度 c 成正比. 同时，旋光角还与溶液的温度 t 以及光的波长 λ 有关. 实验证明，在给定波长 λ（单色光）和一定温度 t 下，若旋光物质为溶液，则旋光角由下式表示：

$$\varphi=[\alpha]_{\lambda}^{t}\frac{c}{100}L, \tag{8-1}$$

式中，$[\alpha]_{\lambda}^{t}$ 为旋光率，单位为(°)·mL/(dm·g)，c 为浓度，单位为 10^{-2} g/mL，L 为溶液厚度，以 dm 为单位. 旋光率因不同的溶液而异，对同一种溶液来说，它是因波长而异的常数，实验室的旋光仪常以钠光作为光源，故波长已定. 而温度的改变对旋光率稍有影响，就大多数物质来讲，当温度升高 1 ℃ 时，旋光率约减小千分之几.

通过对旋光角的测定，可检验溶液的浓度、纯度和溶质的含量，因此旋光测定法在药物分析、医学化验和工业生产及科研等领域内有着广泛的应用. 在医学和药学中常用的分析方法有比较法和间接测定法.

一、比较法

已知浓度为 c_1 的某种旋光性溶液，其厚度为 L_1，可测出其旋光角为 φ_1. 要测同种未知浓度的溶液，只要测定该溶液在厚度为 L_2 时的旋光角 φ_2，就可计算出未知浓度.

由式(8-1)，有

$$\varphi_1=[\alpha]_{\lambda}^{t}\frac{c_1}{100}L_1,$$

$$\varphi_2=[\alpha]_{\lambda}^{t}\frac{c_2}{100}L_2,$$

于是

$$c_2=\frac{\varphi_2 L_1}{\varphi_1 L_2}c_1. \tag{8-2}$$

如果两溶液厚度相同，即 $L_1=L_2$，则

$$c_2=\frac{\varphi_2}{\varphi_1}c_1.$$

二、间接测定法

对于已知旋光率 $[\alpha]_{\lambda}^{t}$ 的某种旋光性溶液，测出溶液厚度为 L 时的旋光角 φ，就可由式(8-1) 计算出浓度 c.

测定物质旋光角的仪器叫作旋光仪. 旋光仪的外形如图 8-1 所示，其简化工作原理图如图 8-2 所示.

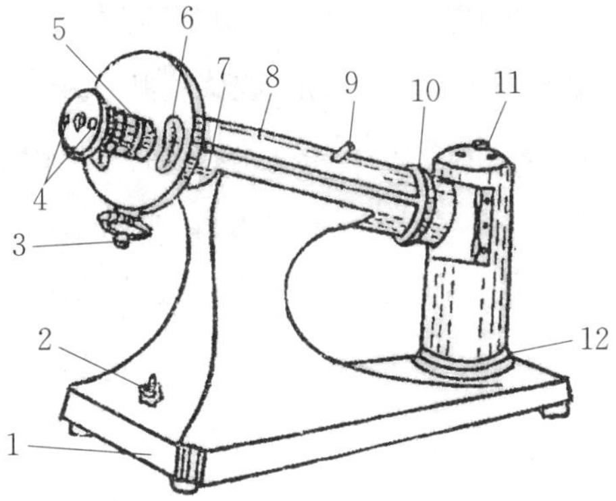

1—底座；2—电源开关；3—度盘转动手轮；4—读数放大镜；5—调焦手轮；6—度盘及游标；7—镜筒；8—镜筒盖；9—镜盖手柄；10—镜盖连接圈；11—灯罩；12—灯座.

图 8-1　旋光仪外形

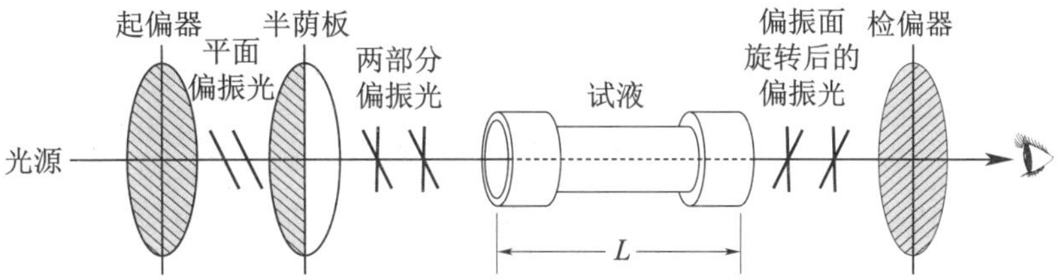

图 8-2　工作原理图

从单色光源射出的非偏振光，经起偏器变成平面偏振光，再经过半荫板分成 P 和 P′ 两部分偏振光. 当盛液玻璃管中装非旋光物质(如蒸馏水)时，偏振光 P 和 P′ 按原方向入射到检偏器上，并在视野中产生两部分视场. 这两部分视场的光强与检偏器透射轴的方向有关. 根据马吕斯(Malus)定律，只有当检偏器的透射轴方向转到 P 与 P′ 夹角平分线方向时，半荫板的两部分视场的光强才相等，这时左右分界线消失，否则将出现左亮右暗或左暗右亮的现象. P 与 P′ 夹角的平分线有 NN'，MM' 两条(见图 8-3). 当检偏器透射轴处在 NN' 和 MM' 方向时，都能出现左右分界线消失、视野亮度一致的情况. 不同的是，当处于 NN' 方向时，视野是最昏暗的；当处于 MM' 方向时，视野是最明亮的，两者都可作为检偏器旋转终位置的标准. 不过，因为人眼对光强较弱时光强变化的判别较敏感，也就是说，在暗光环境下对左右昏暗的程度的差别更容易为人眼所判断. 因此，通常把检偏器透射轴在 NN' 方向(而不是 MM' 方向)的光强定为零度视场，并把 NN' 方向在非旋光物质时所对应的旋光

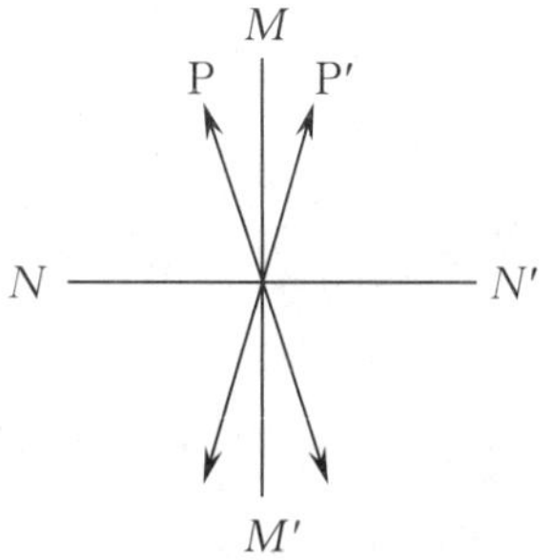

图 8-3　零度视场的判断依据

仪读数盘的刻度作为 θ_0，一般对应于仪器读数盘的零度.

半荫板是由一块半圆形的无旋光作用的玻璃片和一块半圆形的有旋光作用的石英片胶合而成[见图 8－4(a)] 的透光片，它的作用是将偏振光变为两部分偏振光，从而帮助我们判断亮度①. 有些旋光仪不采用半荫板，而是采用三荫板，如图 8－4(b) 所示，它由两块石英片和一块玻璃片(或是由一块石英片和两块玻璃片) 胶合而成，其原理与半荫板相同，不过三荫板比较的是视场中间的条状部分与左右两部分之间分界线消失的情况.

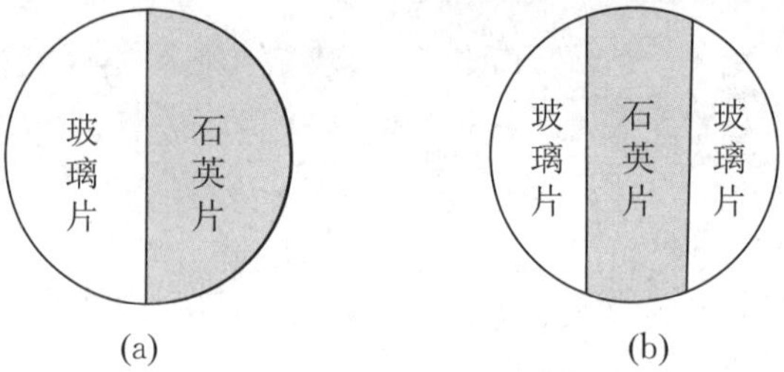

图 8－4　半荫板与三荫板

当盛液玻璃管装入旋光物质时，偏振光 P，P′ 的振动面同时旋转一个角度，如图 8－2 所示. 此时视场发生了变化. 为了找到新的零度视场，必须将检偏器转到新的位置 θ，前、后两次零度视场的读数差即为溶液的旋光角 φ，即

$$\varphi = \theta - \theta_0,$$

式中，θ 和 θ_0 的读数值可通过旋光仪的读数放大镜从读数度盘上读出. 度盘分 360 格，每格为 1°；游标分 20 格，等于度盘的 19 格，用游标可直接读到 0.05°.

为消除读数度盘的偏心差，仪器采用双游标读数. 从读数度盘上分别读出左、右的刻度值 θ_L 和 θ_R，则

$$\theta_0 = (\theta_{L0} + \theta_{R0})/2,$$

$$\theta = (\theta_L + \theta_R)/2.$$

若读数度盘转到任意位置都有 $\theta_L = \theta_R$，则说明仪器没有偏心差，可以不用双游标读数.

实验步骤

1. 观察旋光仪的结构、读数度盘及游标的刻度，练习游标的读数及望远镜的调节. 旋转检偏器观察视野亮度变化情况.

① 若不采用半荫板，则需保证检偏器旋转后的视场亮度恢复到原来的水平，仅用人眼观测判断势必产生较大的误差.

2. 转动检偏器，在读数度盘的零度附近找到零度视场的位置，从读数度盘上分别读出左、右的刻度值 θ_{L0} 和 θ_{R0}，求得 θ_0. 重复测量 3 次，取平均值作为零点读数.

3. 测定已知溶液的旋光率：将盛有已知浓度葡萄糖溶液的玻璃管（厚度为 L_1）放入旋光仪的镜筒内，转动检偏器，找出零度视场的新位置，从左、右读数度盘上分别读出该溶液对应的刻度值 θ_L 和 θ_R，求得 θ 值. 重复测量 3 次，取平均值作为所测角度. 根据 $\varphi=\theta-\theta_0$ 求得旋光角 φ_1. 由已知浓度 c_1 和 L_1，根据式(8－1) 可计算出葡萄糖溶液的旋光率 $[\alpha]_\lambda^t$.

4. 测定浓度未知的葡萄糖溶液的浓度.

(1) 将盛有未知浓度 c_2 的葡萄糖溶液的玻璃管（厚度为 L_2）放入旋光仪中，按上述步骤进行测量，求得旋光角 φ_2. 根据实验所得的 $[\alpha]_\lambda^t$ 和已知的 L_2 值，由式(8－1) 计算出 c_2 值.

(2) 将另一盛有未知浓度 c_3 的葡萄糖溶液的玻璃管（厚度为 L_3）放入旋光仪中，重复步骤 3 的测量，求得旋光角 φ_3. 根据已知的 L_1，L_3 和 c_1，以及所测得的 φ_1，φ_3，代入式(8－2) 求出 c_3 值.

数据记录与处理

自拟表格记录实验数据，根据实验数据，计算已知浓度葡萄糖溶液的旋光率 $[\alpha]_\lambda^t$ 和未知浓度葡萄糖溶液的 c_2，c_3.

注意事项

1. 将旋光仪接交流电源，开启电源开关，约 5 min 后钠光灯发光正常，才可开始工作.

2. 选择长度适宜的盛液玻璃管注满试液，装上橡皮圈，直至不漏为止. 玻璃管螺帽不宜旋得太紧，以免护片玻璃发生变形，影响读数准确性. 注意将玻璃管两端残余溶液擦干，以免影响观察清晰度及测定精度.

3. 装溶液时，玻璃管内不可留有气泡，如发现气泡应使之进入玻璃管的凸出部分，以免影响测量结果.

思考题

1. 根据测量结果，思考葡萄糖溶液是左旋物质还是右旋物质.

2. 旋光仪的示值误差是多少？读数时为什么采用双游标读数？

3. 用玻璃管装溶液时，应注意什么问题？

实验九

用拉伸法测杨氏模量

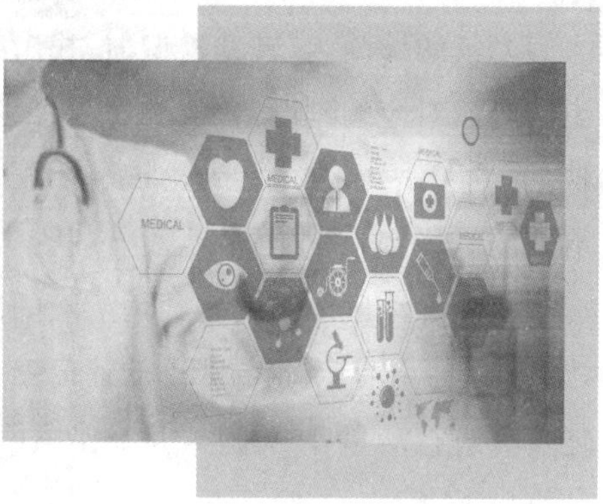

实验目的

1. 学会用光杠杆法测量微小伸长量.
2. 掌握用光杠杆法测量微小伸长量的原理.
3. 学会用逐差法处理实验数据.

实验仪器

杨氏模量测定仪、光杠杆、望远镜尺组、卷尺、螺旋测微器、游标卡尺、砝码等.

实验原理

一、杨氏模量

在外力作用下,固体所发生的形状变化称为形变.形变分为弹性形变和塑性形变两类.外力撤除后,物体能完全恢复原状的形变称为弹性形变.如果加在物体上的外力过大,以致外力撤除后,物体不能完全恢复原状而留下剩余形变,则称为塑性形变.在本实验中,只研究弹性形变.为此,应当控制外力的大小,以保证外力撤除后物体能恢复原状.

最简单的形变是棒状物体(本实验中为金属丝)受外力后的伸长与缩短.设一棒状物体长为 L,横截面面积为 S.沿长度方向施力 F 后,物体伸长(缩短)的长度为

ΔL. 此时，比值$\dfrac{F}{S}$是单位面积上的作用力，称为应力，记作σ，它决定了物体的形变；比值$\dfrac{\Delta L}{L}$是物体的相对伸长量，称为应变，记作ε，它表示物体形变的大小. 按照胡克定律，在物体的弹性限度内，应力与应变成正比，比例系数为

$$Y=\frac{F/S}{\Delta L/L}=\frac{FL}{S\Delta L},\tag{9-1}$$

称为杨氏模量，又称弹性模量，单位为 Pa 或 N/m^2.

实验证明，杨氏模量与外力F、物体的长度L和截面面积S的大小无关，而只取决于物体的材料，它是表征固体性质（弹性形变能力）的一个物理量. 因此，杨氏模量常作为选定机械构件材料的依据之一，也是工程技术中常用的参数. 在生物医学中，对骨骼、肌肉等器官的杨氏模量的研究也是十分重要的. 杨氏模量的测量方法有静力拉伸法和动力共振法两种. 本实验采用静力拉伸法来测量金属丝的杨氏模量.

若金属丝直径为d，则其截面面积$S=\dfrac{\pi d^2}{4}$，代入式(9-1)可得

$$Y=\frac{FL}{S\Delta L}=\frac{4FL}{\pi d^2\Delta L}.\tag{9-2}$$

根据式(9-2)，测出等号右边的各量后，便可算出杨氏模量. 式中，F，L和d可用一般的方法测得，唯有伸长量ΔL值很小，用一般工具不易测准确. 因此，测定杨氏模量的关键是准确测定微小伸长量ΔL. 测量微小长度变化的方法很多，本实验采用的是光杠杆法. 这种方法也常用于测量微小角度变化.

二、光杠杆测量原理

光杠杆装置图如图 9-1 所示，它的原理图如图 9-2 所示. 假定开始时平面镜 M 的法线On_0水平，则距 M 的距离为D的标尺 S 上的标尺线n_0发出的光通过平面镜 M 反射，进入望远镜，在望远镜中形成n_0的像而被观察到. 当金属丝伸长后，光杠杆的主杆尖脚 a 随金属丝下落ΔL，带动 M 转过一角度α而至 M′ 处，其法线On_0也转过同一角度α至On_1. 根据光的反射定律，从n_0发出的光将反射至n_2，且

$$\angle n_0On_1=\angle n_2On_1=\alpha.$$

由光路的可逆性，从n_2发出的光经平面镜反射后进入望远镜而被观察到. 从图 9-2 中的几何关系可以看出

$$\tan\alpha=\frac{\Delta L}{b},\quad \tan 2\alpha=\frac{\Delta n}{D},$$

式中，b 为主杆尖脚到两前脚连线的距离. 由于 α 很小，因此有

$$\alpha=\frac{\Delta L}{b},\quad 2\alpha=\frac{\Delta n}{D},$$

消去 α，得

$$\Delta L=\frac{b}{2D}\Delta n. \tag{9-3}$$

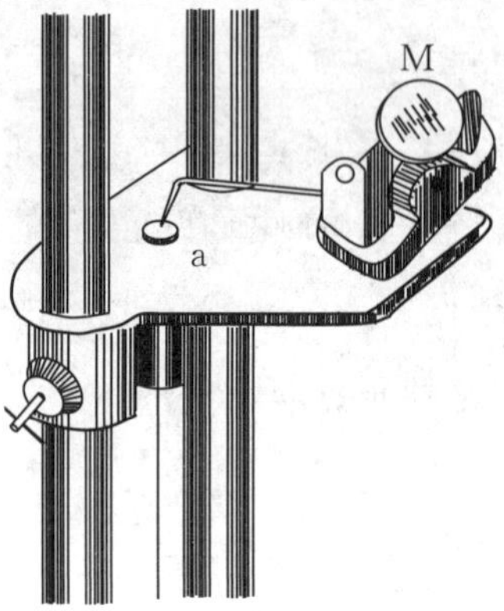

图 9-1　光杠杆装置图

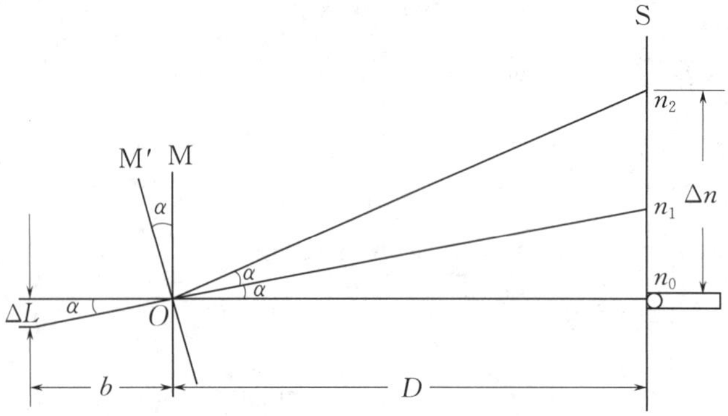

图 9-2　光杠杆原理图

可见，只要测出 b，D 和 Δn，就可以求出 ΔL. 由于 $D\gg b$，因此由式(9-3)可知，Δn 也远大于 ΔL. 这样，利用光杠杆就可以把测量微小的长度变化量 ΔL 转换成测量数值较大的标尺读数变化量 Δn，这就是光杠杆系统的放大原理，其放大倍数为 $\frac{2D}{b}$.

将式(9-3)代入式(9-2)，得

$$Y=\frac{8FLD}{\pi d^2 b\Delta n}. \tag{9-4}$$

式(9-4)就是本实验测定金属丝的杨氏模量 Y 的计算公式.

仪器介绍

仪器装置如图 9-3 所示，金属丝 9 的上端固定于上夹头 8，下端装有砝码盘 14，砝码盘上放有砝码 13，下夹头 12 的中间有一个小孔，金属丝可从其中穿过. 实验时，应将下夹头一端用螺旋卡头夹紧，使其能随金属丝的伸缩而移动. 11 是固定的工作平台，后面开有一槽，下夹头组件可在槽中上下移动. 光杠杆 10（平面镜）下面的两尖脚放在平台的槽内，主杆尖脚放在下夹头的上端. 将水平仪放置在工作平台上，调节三角座 15 底部的三个调节螺钉 16 可使工作平台水平.

内调焦望远镜 6 和标尺 1 是伸长量 ΔL 的测量装置. 望远镜采用了内调焦系统，可使最短视距缩小，便于室内使用. 标尺配有照明器，接通交流 220 V 电压. 点亮灯管，照亮 ±150 mm 的刻度尺，将其作为标尺.

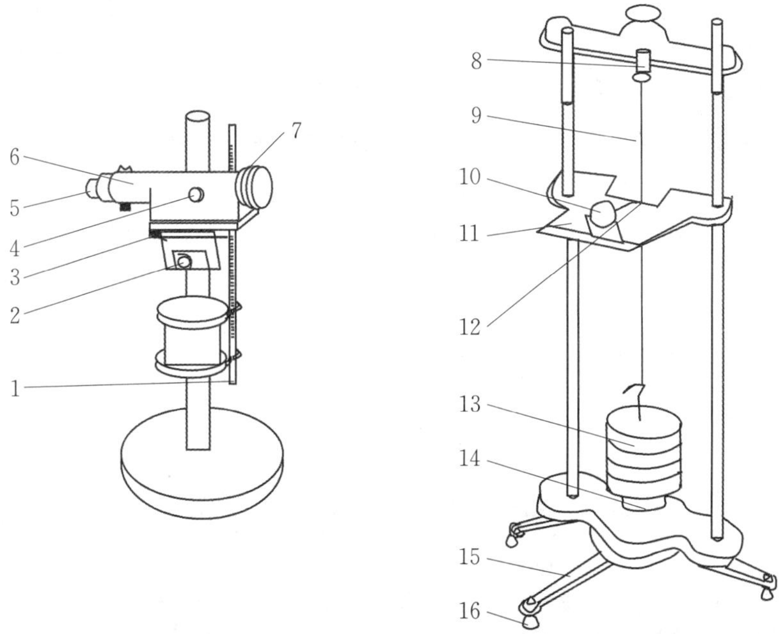

1 —标尺；2 —锁紧旋钮；3 —俯仰手轮；4 —调焦手轮；5 —目镜；6 —内调焦望远镜；7 —准星；8 —上夹头；9 —金属丝；10 —光杠杆；11 —工作平台；12 —下夹头；13 —砝码；14 —砝码盘；15 —三角座；16 —调节螺钉.

图 9-3　拉伸法测杨氏模量的装置图

实验步骤

1. 按图 9-3 所示安装仪器后，调节三角座底部的三个调节螺钉，使工作平台水平，望远镜与光杠杆的最短距离为 1 m.

2. 调整待测金属丝长度，使金属丝长度L为某一尺寸（可用卷尺测量）. 调整时用手拉住金属丝上端，旋松上夹头，即可调整待测金属丝的长度.

3. 将光杠杆放在工作平台上，两前脚在工作平台的横槽内，后脚放在下夹头上，但不与金属丝相碰. 使光杠杆平面镜与工作平台大致垂直.

4. 调整望远镜及标尺的位置：首先沿镜筒的轴线方向，通过准星，观察反射镜内是否有标尺的像，如果无标尺的像，则可左右移动望远镜底座，或松开锁紧旋钮调整望远镜，直至反射镜内出现标尺的像为止.

5. 旋转目镜，对目镜分划板十字线进行聚焦. 用望远镜观察光杠杆反射镜内标尺的像，调节调焦手轮，直至清楚对准标尺由光杠杆镜面反射出的某一刻度. 在砝码盘上放一定量的砝码，使金属丝自然伸直，取下砝码，待稳定后通过望远镜读出标尺刻度值，同时在表 9－1 中记下此刻度值，为第一刻度值n'_0.

6. 按顺序增加砝码（每次增加 0.32 kg），从望远镜中观察标尺刻度的变化，并依次记下相应的刻度值n'_i，一直测到n'_5. 再增加 0.32 kg 砝码，然后按相反次序将砝码取下，记录相应的标尺读数n''_i，一直测到n''_0. 将数据填入表 9－1 中.

7. 将光杠杆放在纸上轻轻压出三个脚印，用游标卡尺测量后脚至两前脚连线之间的垂直距离b，将数据填入表 9－2 中.

8. 用卷尺测量金属丝的长度L和平面镜到标尺的距离D，用螺旋测微器测量金属丝不同部位的直径d，将数据填入表 9－2 中.

数据记录与处理

1. 用逐差法处理金属丝伸长量的数据.

利用表 9－1 中的数据，用逐差法算出平均值$\Delta n = \dfrac{\Delta n_1 + \Delta n_2 + \Delta n_3}{9}$.

表 9－1　金属丝伸长量的测量

次序	负载M /kg	加载读数n'_i /cm	减载读数n''_i /cm	平均伸长量 $n_i = \dfrac{n'_i + n''_i}{2}$ /cm	负载相差 0.96 kg 时的读数差Δn_i/cm
0	0				$\Delta n_1 = n_3 - n_0 =$
1	0.32				$\Delta n_2 = n_4 - n_1 =$
2	0.64				$\Delta n_3 = n_5 - n_2 =$
3	0.96				$\Delta n =$
4	1.28				
5	1.60				

注意：为了消除弹性形变的滞后效应给测量带来的影响，需取相同负载下增重和

减重时两次标尺读数 n'，n'' 的平均值.

2. 记录 L，D，b 和 d 的测量值，并计算其平均值.

表 9－2　L，D，b，d 的测量

物理量	次序			平均值
	1	2	3	
L/cm				
D/cm				
b/mm				
d/mm				

3. 将上面所得各量的平均值代入下式，求出杨氏模量(取 $g=9.80\ \mathrm{m/s^2}$)：

$$Y=\frac{8MgLD}{\pi d^2 b\Delta n}.$$

4. 推出计算 Y 的相对误差公式，根据所用测量仪器的示值误差，求出其相对误差和绝对误差.

注意事项

1. 加负载时一定不可超过金属丝的弹性限度(不超过仪器所备砝码)，否则式(9－4)就不成立.

2. 待测金属丝长度调整好后，一定要将金属丝紧固在上夹头中，防止金属丝偏斜与滑出.

3. 光杠杆、望远镜、标尺调整好后，整个实验过程中就不能再有任何移动，否则所测数据无效，实验就要从头做起.

4. 保持待测金属丝在整个实验中处于铅直状态.

5. 加取砝码要轻取轻放，待金属丝不动时再观测数据.

6. 观测标尺时眼睛要正对望远镜，不得偏高或偏低，引起视差.

7. 仪器使用和安装过程中，应避免碰撞，防止损坏油漆表面涂层.

思考题

1. 本实验中分别用了卷尺、游标卡尺、螺旋测微器以及光杠杆系统四种长度测量仪器，使用不确定度理论说明选择这些测量仪器的标准.

2. 两根材料相同，粗细、长度不同的金属丝，在相同的负载条件下，它们的伸长量是否一样？杨氏模量是否相同？

实验十

示波器的原理和使用

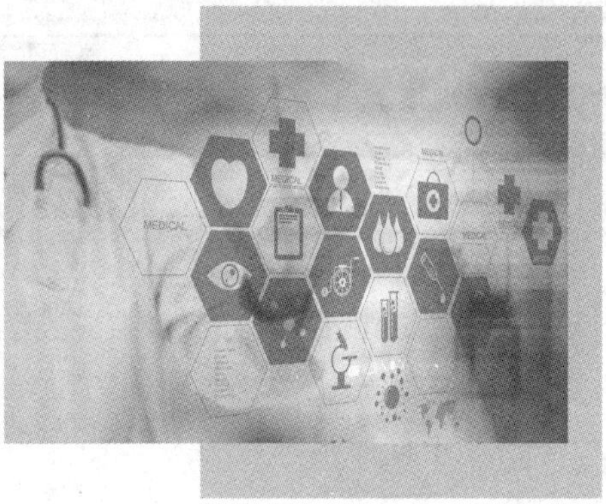

实验目的

1. 了解双踪示波器的工作原理.

2. 掌握双踪示波器常用功能的使用.

3. 学会用示波器测量波形的电压幅度和频率.

实验仪器

双踪示波器(见图 10-1)、函数信号发生器(见图 10-2).

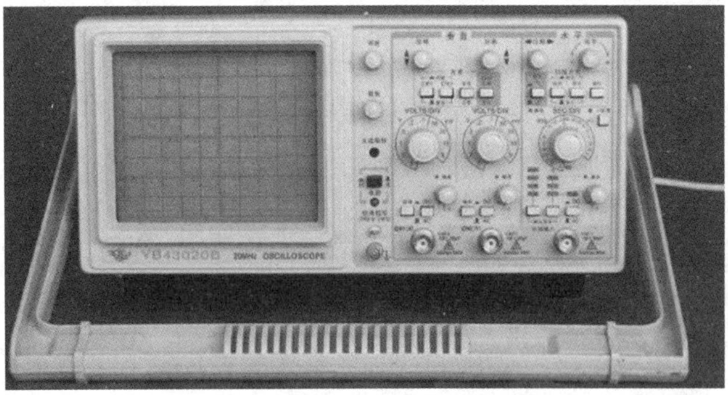

图 10-1　双踪示波器

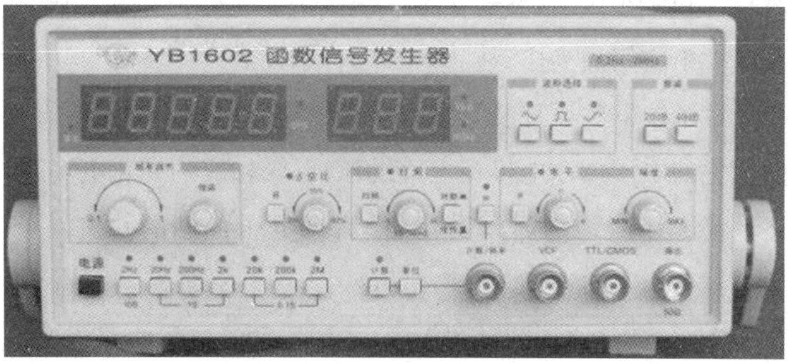

图 10－2　函数信号发生器

如图 10－3 所示，实验中用专用的电缆线将示波器与信号发生器连接起来，以测量波形图像.

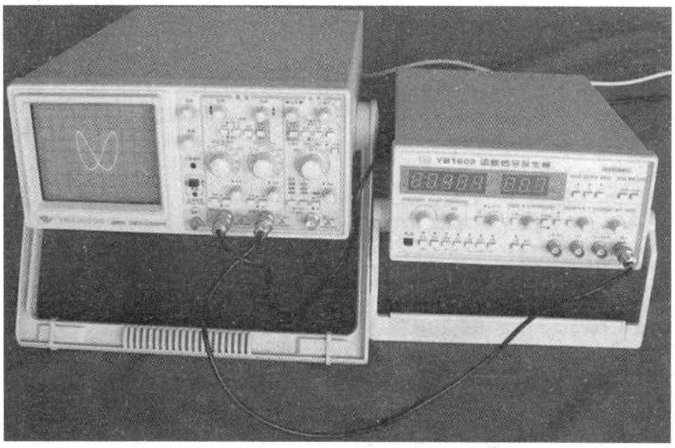

图 10－3　示波器测量波形图像

实验原理

示波器是一种用途十分广泛的电子测量仪器. 它能把肉眼看不见的电信号变换成看得见的图像，便于人们研究各种电现象的变化过程. 其原理是利用狭窄的、由高速电子组成的电子束，打在涂有荧光物质的屏上，产生细小的光点. 在待测信号的作用下，电子束就好像一支笔的笔尖，可以在屏上描绘出待测信号的瞬时值的变化曲线. 利用示波器能观察各种不同信号的幅度随时间变化的波形曲线，还可以用它测试各种不同的电学量，如电压、电流、频率、相位差、调幅度等.

与其他测量仪器相比，示波器具有以下优点：① 能够显示出被测信号的波形；② 对被测系统的影响较小；③ 具有较宽的通频带；④ 具有较高的灵敏度；⑤ 动态范围大，过载能力强；⑥ 容易组成综合测试仪器，从而扩大使用范围；⑦ 可以描绘出任意两个周期量的函数关系曲线. 得益于这些优点，示波器的应用极为广泛，涉及工业、科研、国防、医疗等众多领域.示波器在医学领域主要是在电生理、神经生理、脑电及心电的测量及监控中应用最为广泛.

下面简单介绍示波器的原理及它在本实验中的应用.

将随时间变化的电压加在电极板上,极板间形成相应的变化电场,使进入该变化电场的电子运动情况相应地随时间变化,最后把电子运动的轨迹在荧光屏上显示出来.

示波器主要由示波管(原理图见图 10-4)和复杂的电子线路构成.

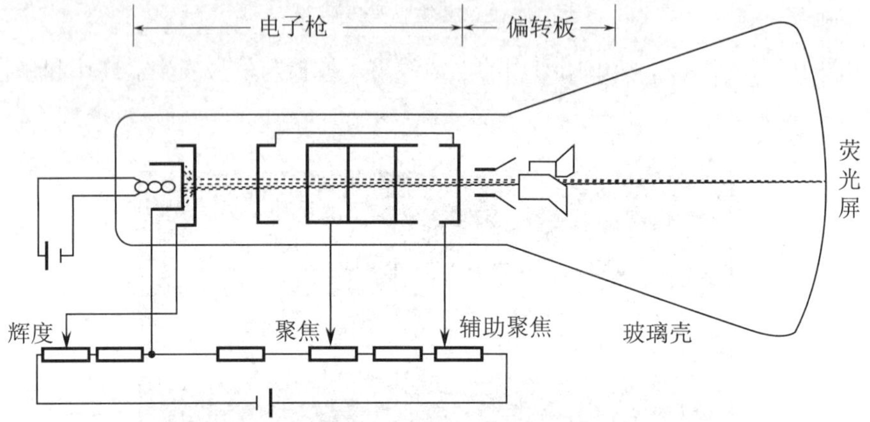

图 10-4　示波管原理图

示波器的基本结构简图如图 10-5 所示.

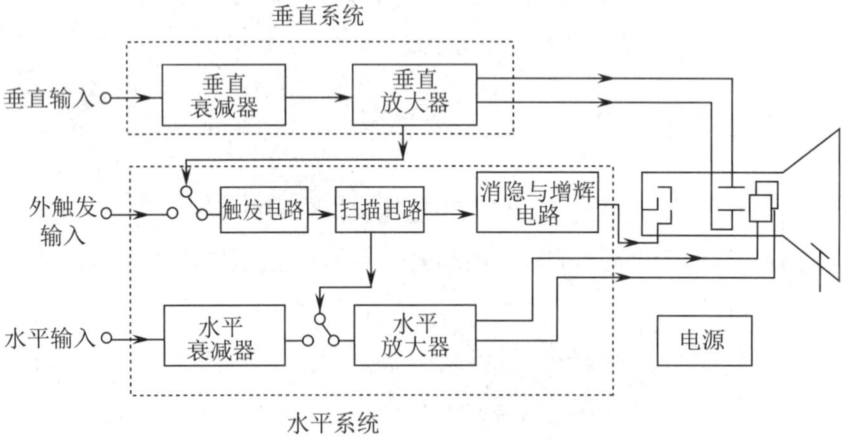

图 10-5　示波器的基本结构简图

一、偏转电场控制电子束在荧光屏上的轨迹

如图 10-6 所示,偏转电压 U 与偏转位移 Y(或 X) 成正比关系,即 $Y \propto U_y$.

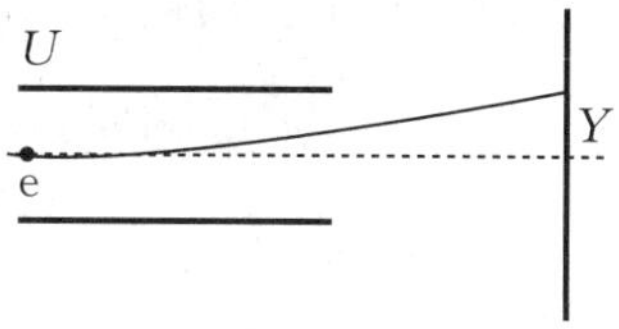

图 10－6　偏转电压 U 与偏转位移 Y

如果只在竖直偏转板(Y 轴)上加一正弦电压 $U_y=U_m\sin\omega t$，则电子只在竖直方向随电压变化而往复运动，如图 10－7 所示. 要能够显示波形，必须在水平偏转板(X 轴)上加一锯齿波扫描电压 U_x，其波形图与相应的电子轨迹如图 10－8 所示.

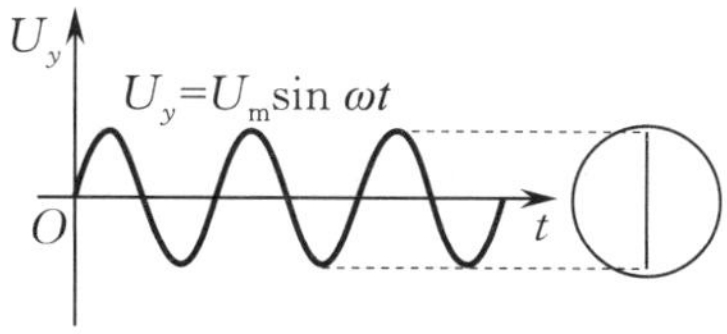

图 10－7　Y 轴上加正弦电压及电子轨迹

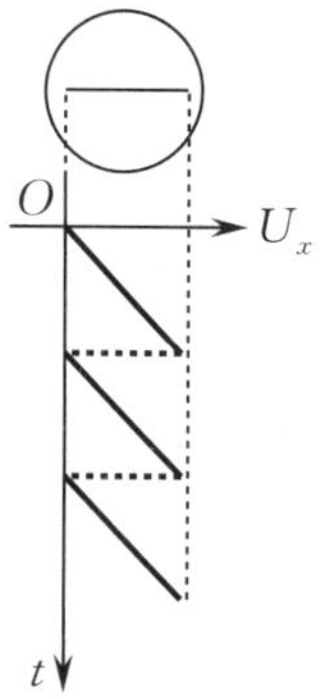

图 10－8　X 轴上加锯齿波电压及电子轨迹

示波器显示波形的原理图如图 10－9 所示，电子沿 Y 轴方向的简谐运动与沿 X 轴方向的匀速运动合成的合运动轨迹即为其显示的波形.

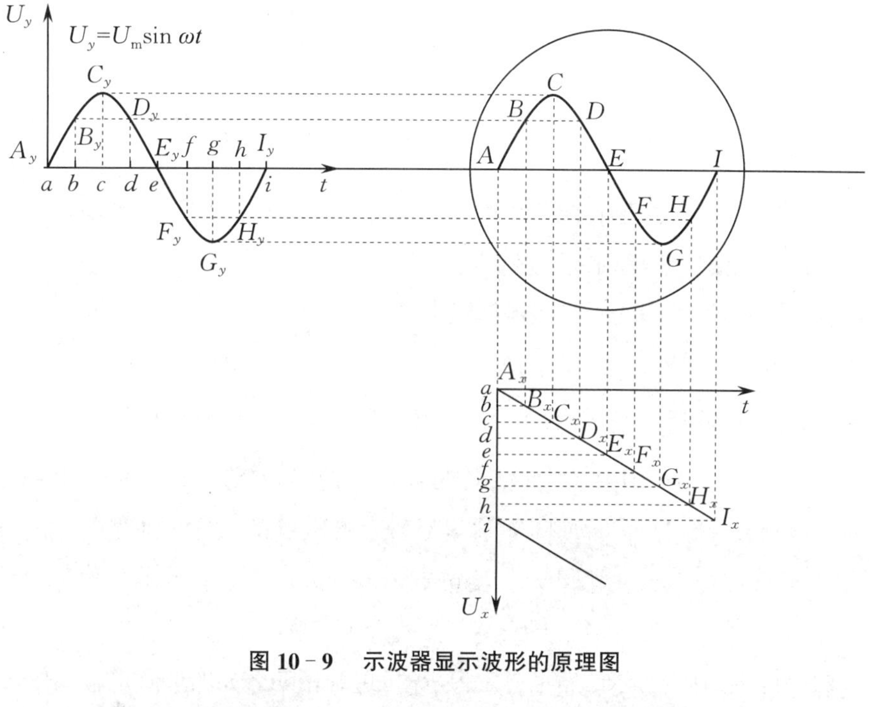

图 10－9　示波器显示波形的原理图

示波器显示稳定波形的条件是扫描电压周期 T_x 应为待测信号周期 T_y 的整数倍，即

$$T_x = nT_y \quad (n=1,2,\cdots).$$

以 $T_x = 2T_y$ 为例，此时示波器显示的波形如图 10－10 所示.

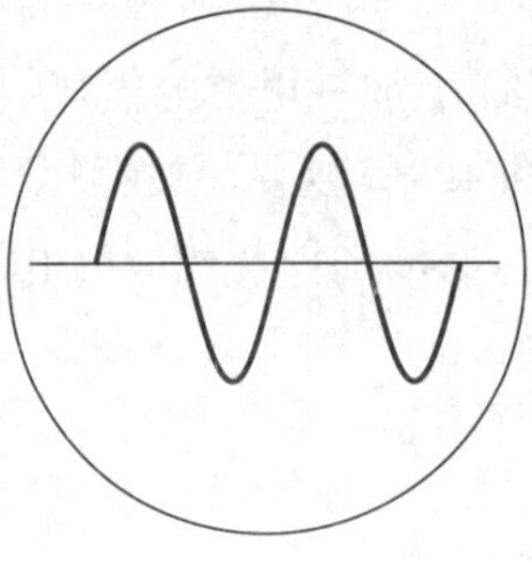

图 10－10　$T_x = 2T_y$ 时示波器显示的波形

二、同步扫描

同步扫描的目的是保证扫描周期是信号周期的整数倍. 若没有"扫描"(横向的扫描电压)，待测信号随时间变化的规律就显示不出来；若没有"整步"，就得不到稳定的波形图像.

示波器采用以下三种方式达到"整步"的目的.

(1)"内"(称为内整步或内触发)：将待测信号一部分加到扫描发生器上，当待测信号频率 f_y 有微小变化时，它将迫使扫描频率 f_x 追踪其变化，保证波形的完整稳定.

(2)"外"：从外部电路中取出信号加到扫描发生器上，迫使扫描频率 f_x 变化，保证波形的完整稳定.

(3)"电源"：从电源变压器获得整步信号.

一般在观察信号时，都采用内整步.

注意：若同步显示的波形出现走动状态，此时应调节扫描步长、整步方式(一定打在"内")和"电平"位置.

三、李萨如图形

李萨如(Lissajous)图形形成的实质是：电子沿 Y 轴方向的简谐运动与沿 X 轴方向的简谐振动合成的合运动轨迹. X 轴与 Y 轴上的信号表达式分别为

$$U_x = U_{xm}\sin(2\pi f_x t + \varphi_1),$$

$$U_y = U_{ym}\sin(2\pi f_y t + \varphi_2),$$

在 U_x 与 U_y 的频率比 $f_x : f_y$ 满足一定要求时，可利用李萨如图形测定未知信号的频

率，其公式为

$$n_y : n_x = f_x : f_y,$$

式中，n_x，n_y 分别为李萨如图形与水平、竖直轴的切点数.

常见的几种李萨如图形如图 10－11 所示.

$f_y : f_x$	1∶1	1∶2	1∶3	2∶3	3∶2	3∶4	2∶1
李萨如图形	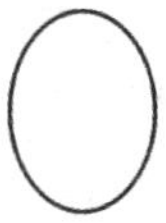	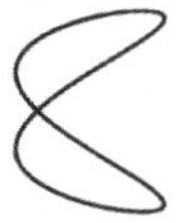	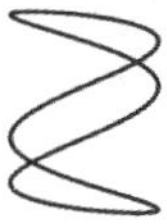	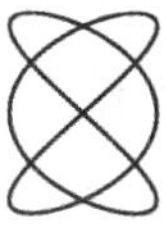	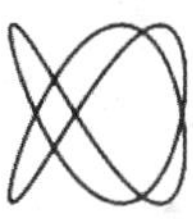	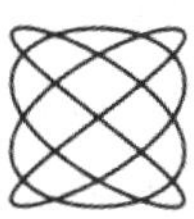	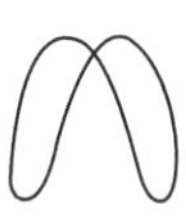

图 10－11　常见的几种李萨如图形

四、测正弦波的电压峰-峰值 U_{p-p} 与周期 T

用示波器观察正弦波波形，若该信号输入通道的输入灵敏度为 V_0（单位为 V/div），待测正弦波的正、负峰之间的距离在荧光屏上所占的高度为 H 格，则

$$U_{p-p} = V_0 H;$$

若正弦波此时的时间扫描轴的扫描速率为 t（单位为 ms/div），一个周期的正弦波形在荧光屏上横轴所占长度为 L 格，则

$$T = tL.$$

实验步骤

一、用示波器内校正信号对示波器进行自检

1. 扫描基线调节.

将示波器的显示方式开关置于“单踪”显示，选定 Y 通道，输入耦合方式开关置于“GND”，触发方式开关置于“自动”. 开启电源开关后，调节“辉度”“聚焦”“辅助聚焦”等旋钮，使荧光屏上显示一条细且亮度适中的扫描基线. 然后调节“X 轴位移”和“Y 轴位移”旋钮，使扫描基线位于屏幕中央，并且能上下左右自由移动.

2. 测试校正信号的幅度与频率.

将示波器的“校正信号”通过专用电缆线引入选定的 Y 通道，将 Y 轴输入耦合方式开关置于“AC”或“DC”，触发源选择开关置于“内”，内触发源选择开关置于选定的 Y 通道. 调节 X 轴扫描速率旋钮和 Y 轴输入灵敏度旋钮，使示波器显示屏上显示出一个或数个周期稳定的方波波形.

(1) 校准校正信号幅度.

将 Y 轴灵敏度微调旋钮置于“校准”位置，Y 轴输入灵敏度旋钮置于适当位置，读

取校正信号幅度，记入表 10－1 中.

(2) 校准校正信号频率.

将扫描速率微调旋钮置于“校准”位置，扫描速率旋钮置于适当位置，读取校正信号周期，记入表 10－1 中.

(3) 测量校正信号的上升时间和下降时间.

调节 Y 轴输入灵敏度及微调旋钮，并移动波形，使方波波形在竖直方向上正好占据中心轴，且上、下对称，便于读取. 通过扫描速率旋钮逐级提高扫描速率，使波形在 X 轴方向扩展(必要时可以利用扫速扩展开关将波形再扩展 10 倍)，同时调节触发电平旋钮，直到波形稳定. 从显示屏上清楚地读出上升时间和下降时间，记入表 10－1 中.

二、用示波器测量函数信号发生器的信号参数

1. 将函数信号发生器用专用电缆线接入示波器选定的 Y 通道. 调节函数信号发生器的有关旋钮，使其输出频率分别为 100 Hz，1 kHz，10 kHz，100 kHz，有效值均为 1 V(函数信号发生器自身交流毫伏表显示值) 的正弦波信号.

2. 调节示波器扫描速率旋钮及 Y 轴输入灵敏度旋钮，测量信号源输出电压周期及峰-峰值并计算其频率和有效值，记入表 10－2 中.

三、用李萨如图形测量信号频率

1. 将示波器的显示方式开关置于“叠加”挡位，X 和 Y 输入耦合方式开关置于“GND”挡位. 信号源选择正弦波输出，接 Y 通道，改变其频率，观察实验原理中给出的几种李萨如图形，记录下来，计算各个图形下信号源正弦波的频率. 已知 X 通道正弦波信号频率为 50 Hz.

2. 根据 $f_x : f_y = n_y : n_x$ 分别计算每一个信号的频率 f_y，记入表 10－3 中.

数据记录与处理

完成实验步骤，将相关数据记入相应表格.

表 10－1　示波器的自检

	标准值	实测值
幅度 $U_{p\text{-}p}$/V		
频率 f/kHz		

续表

	标准值	实测值
上升时间/μs		
下降时间/μs		

注意：不同型号示波器的标准值有所不同，请按所使用示波器的标示将标准值填入表格中.

表 10-2　测量函数信号发生器的正弦波信号

信号电压频率	示波器测量值				信号电压毫伏表示数
	周期 /ms	频率 /Hz	峰-峰值 /V	有效值 /V	
100 Hz					1 V
1 kHz					1 V
10 kHz					1 V
100 kHz					1 V

表 10-3　利用李萨如图形测量信号频率

$f_y:f_x$						
李萨如图形						
n_x						
n_y						
f_x	50 HZ	50 HZ	50 HZ	50 HZ	50 HZ	50 HZ
f_y/Hz						

注意事项

1. 示波器显示一光点的时间不宜过长，避免电子束长时间打在同一点处，使该点荧光粉失效.

2. 函数信号发生器的输出端不能短路.

3. 函数信号发生器和示波器的输出、输入端应共地.

4. 由于亮线有一定宽度，因此测量时应以亮线宽度的中心位置为准.

思考题

1. 如何调节示波器有关旋钮，以便从示波器显示屏上观察到稳定、清晰的波形？

2. 若示波器一切正常，但开机后看不见光迹和光点，可能的原因有哪些？

3. 若发现示波器上的图形向右运动，扫描信号的频率与待测信号的频率有什么关系？

4. 峰-峰值为 2 V 的正弦波，它的有效值是多少？

实验十一

电容器件的研究与二极管单向导电性的验证

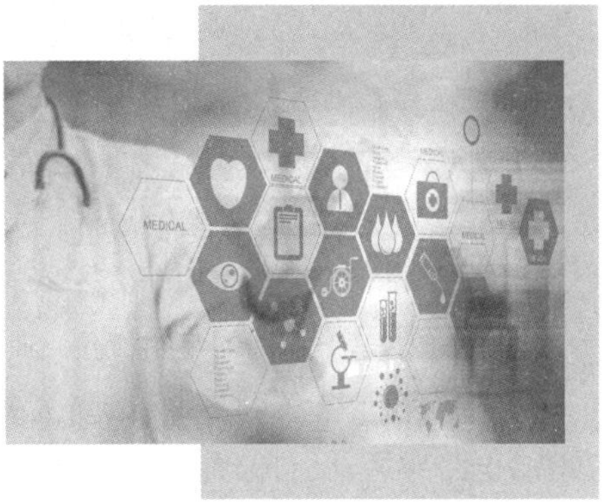

实验目的

1. 理解电容器件阻抗、交流电初相位等物理概念.
2. 掌握二极管的单向导电性.
3. 熟悉常用电子仪器及模拟电路实验设备的使用.
4. 会利用函数信号发生器和模拟实验电路箱中的晶体二极管设计简单的电路.

实验仪器

函数信号发生器、双踪示波器、模拟实验电路箱(包括电容器、二极管、发光二极管等)等.

实验原理

电容器与二级管作为基础电子元件,在医疗器械中应用广泛. 本实验将介绍它们的原理与基础应用.

一、测量电容电路中的电压和初始电压的相位差

根据交流电路中相关理论,交流电流经电容器件时,会产生相应的相位差. 在纯电容交流电路中,当输入交流信号 $u=U_{\mathrm{m}}\sin\omega t$ 时,流过电容 C 的电流为

$$i=\frac{\mathrm{d}q}{\mathrm{d}t}=\frac{\mathrm{d}(Cu)}{\mathrm{d}t}=I_{\mathrm{m}}\sin\left(\omega t+\frac{\pi}{2}\right).$$

理论计算表明,当电容器两端加上正弦交流电时,回路中将出现同频率的交流电,只是电流的相位超前电压 $\frac{\pi}{2}$,或者说电压的相位落后电流 $\frac{\pi}{2}$. 图 11 - 1 给出了典

型的电容器的电流与电压信号图.

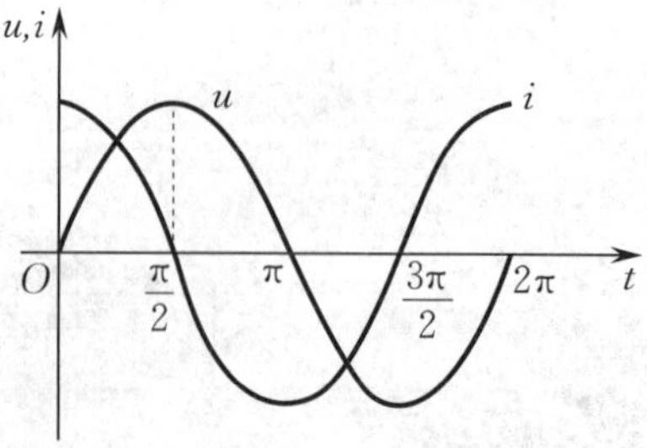

图 11－1　电容器件的电流与电压信号

二、二极管的单向导电性

根据二极管的单向导电性，当二极管两端加入正弦交流电时，正向偏置的半个周期内，电路导通，反向偏置的半个周期内，电路几乎截止.

以锗二极管与硅二极管为例，它们的伏安特性曲线分别如图 11－2 与图 11－3 所示.

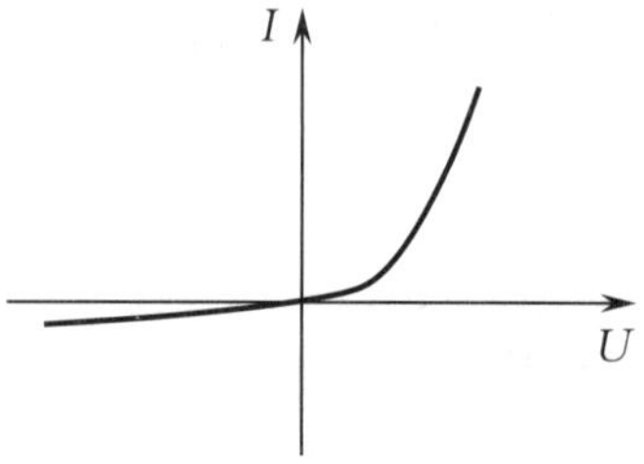

图 11－2　锗二极管的伏安特性曲线

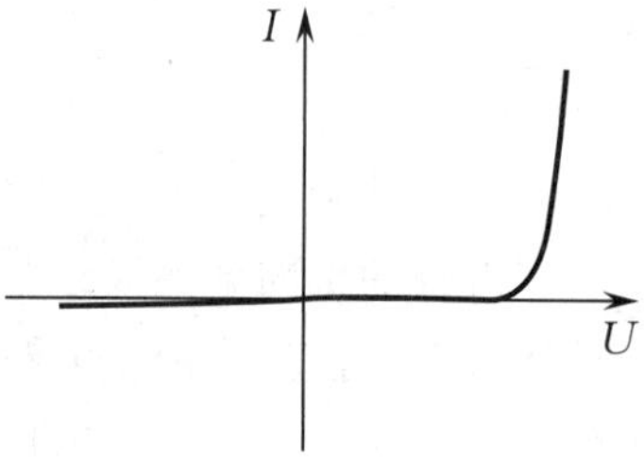

图 11－3　硅二极管的伏安特性曲线

实验步骤

一、测量电容电路中的电压和初始电压的相位差

1. 按图 11－4 所示连接实验电路，将函数信号发生器的输出正弦电压频率调为 1 kHz，幅值调为 2 V，经 RC 移相网络获得频率相同但相位不同的两路信号 U_I 和 U_R，分别接入双踪示波器的 Y_1 和 Y_2 输入端.

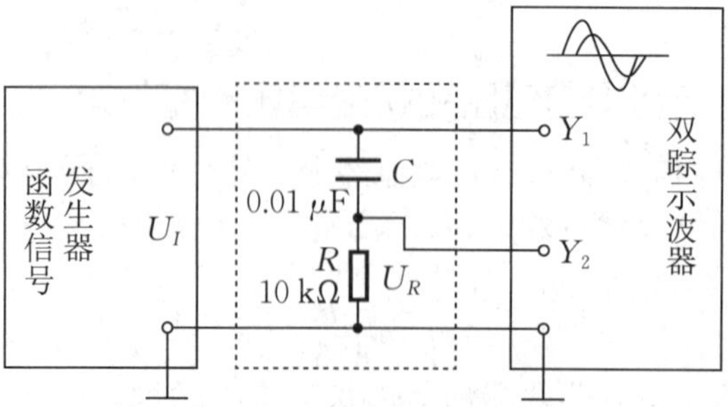

图 11－4　两波形间相位差测量电路

注意:为稳定波形以便比较两波形的相位差,应使内触发信号取自设定为测量基准的一路信号.

2. 将显示方式开关置于“交替”挡位,将 Y_1 和 Y_2 输入耦合方式开关置于“⊥”挡位,调节 Y_1,Y_2 的移位旋钮,使两条扫描基线重合.

3. 将 Y_1,Y_2输入耦合方式开关置于“AC”挡位,调节触发电平、扫描速率旋钮及 Y_1,Y_2输入灵敏度旋钮,使荧光屏上显示出易于观察的两个相位不同的正弦波形 U_I 及 U_R,如图 11-5 所示. 根据两个波形在水平方向的差距 X 及信号周期 X_T,可求得两个波形的相位差:

$$\theta = \frac{X}{X_T} \times 2\pi,$$

式中, X_T 为一个周期所占格数,X 为两个波形在 X 轴方向差距的格数.

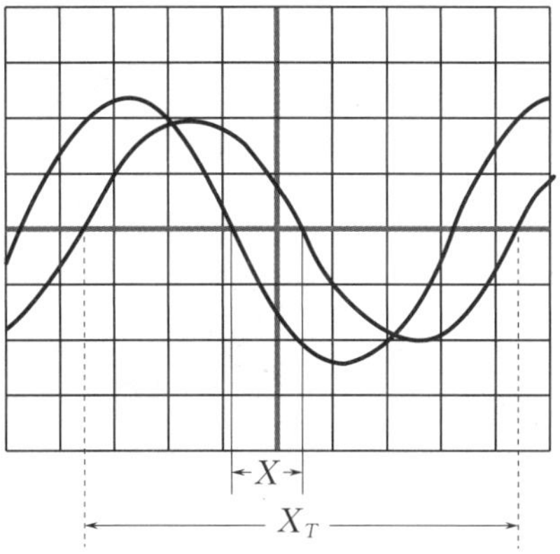

图 11-5 双踪示波器显示两个相位不同的正弦波

二、二极管的单向导电性

1. 根据图 11-6 所示的两种连接方式分别连接电路.

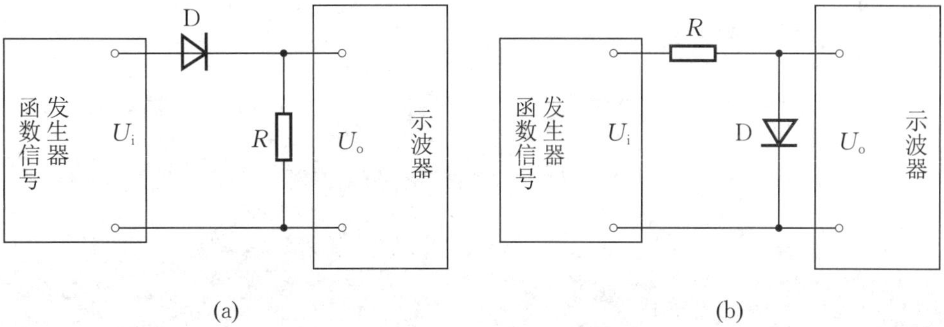

图 11-6 二极管单向导电性的研究

2. 在输入端接入电压较小的交流电,改变交流电的频率,用示波器观察两种连接方式下输出波形图的特点.

三、设计闪烁电路

将实验步骤二中的二极管 D 换成模拟电路实验箱中的 LED(发光二极管),改变输入交流电的频率和电压值(注意电压和串联的电阻 R 不要过大). 设计出 LED 闪烁电路,并观察输入信号频率改变时,闪烁频率的相应变化.

数据记录与处理

记录两个波形的相位差于表 11 - 1 中,并进行误差分析.

表 11 - 1　电容电路中的相位差

一个周期格数	两个波形 X 轴差距格数	相位差	
		实测值	理论值
$X_T =$	$X =$	$\theta =$	$\theta_0 =$

注意:为读数和计算方便,可适当调节扫描速率及微调旋钮,使波形的一个周期占整数格.

实验十二

单管基本放大电路

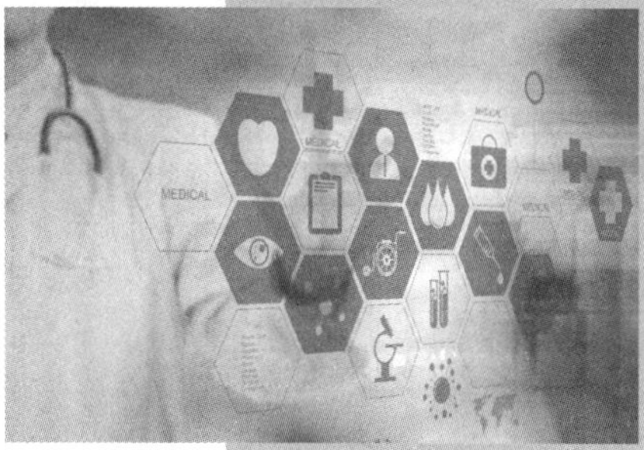

实验目的

1. 学会放大器静态工作点的调试方法,分析静态工作点对放大器性能的影响.

2. 掌握放大器电压放大倍数、输入电阻、输出电阻及最大不失真输出电压的测试方法.

3. 熟悉常用电子仪器及模拟电路实验设备的使用.

实验仪器

模拟实验电路箱、函数信号发生器、双踪示波器、交流电压表、直流电压表、直流电流表、频率计、多用电表、晶体三极管 3DG6(直流增益$\beta=50\sim100$)或 9011、电阻、电容器等.

实验原理

随着生物医学技术的不断发展,越来越多的医疗设备需要对电信号进行放大处理.基本放大电路作为基础的电子器件,在医学领域得到了广泛的应用.

图 12-1 所示为电阻分压式工作点稳定单管放大器电路图,它的偏置电路采用 R_{B1} 和 R_{B2} 组成的分压电路,并在发射极中接有电阻 R_E,以稳定放大器的静态工作点.当在放大器的输入端加入输入信号 $\dot{U}_I$ 后,在放大器的输出端便可得到一个与 $\dot{U}_I$ 相位相反,幅值被放大了的输出信号 $\dot{U}_O$,从而实现了电压放大.

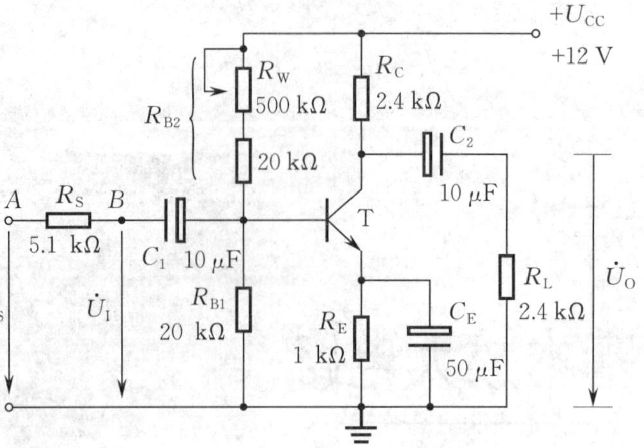

图 12－1　共射极单管放大器电路图

在图 12－1 所示的电路中，考虑图中各交流信号(源电压 $\dot{U}_S$、输入电压 $\dot{U}_I$ 与输出电压 $\dot{U}_O$) 的有效值(U_S,U_I 与 U_O)，当流过偏置电阻 R_{B1} 和 R_{B2} 的电流远大于晶体管 T 的基极电流 I_B 时(一般前者是后者的 5 ～ 10 倍)，它的静态工作点可用下列各式估算：

$$U_B = \frac{R_{B1}}{R_{B1}+R_{B2}} U_{CC},$$

$$I_C \approx I_E = \frac{U_B - U_{BE}}{R_E},$$

$$U_{CE} = U_{CC} - I_C R_C - I_E R_E \approx U_{CC} - I_C (R_C + R_E).$$

电压放大倍数为

$$A_V = -\beta \frac{R_C // R_L}{r_{be}},$$

输入电阻为

$$R_I = R_{B1} // R_{B2} // r_{be},$$

输出电阻为

$$R_O \approx R_C,$$

式中，r_{be} 为基极-发射极动态电阻.

由于电子器件性能的分散性比较大，因此在设计和制作晶体管放大电路时，离不开测量和调试技术. 在设计前应测量所用元件的参数，为电路设计提供必要的依据，在完成设计和制作以后，还必须测量和调试放大器的静态工作点和各项性能指标. 一个优质的放大器，必定是理论设计与实验调试相结合的产物. 因此，除了学习放大器的理论知识和设计方法外，还必须掌握必要的测量和调试技术.

放大器的测量和调试一般包括：放大器静态工作点的测量与调试、消除干扰与自激振荡及放大器各项动态参数的测量与调试等.

一、放大器静态工作点的测量与调试

1. 静态工作点的测量.

测量放大器的静态工作点,应在输入信号$U_I=0$的情况下进行,即将放大器输入端与地端短接,然后选用量程合适的直流电流表和直流电压表,分别测量晶体管的集电极电流I_C以及各电极对地的电压U_B,U_C和U_E. 一般实验中,为了避免断开集电极,通常采用测量电压U_E或U_C,然后算出I_C的方法. 例如,只要测出U_E,即可用

$$I_C \approx I_E = \frac{U_E}{R_E}$$

算出I_C,也可根据

$$I_C = \frac{U_{CC} - U_C}{R_C},$$

由U_C确定I_C. 同时也能算出

$$U_{BE} = U_B - U_E, \quad U_{CE} = U_C - U_E.$$

为了减小误差,提高测量精度,应选用内阻较高的直流电压表.

2. 静态工作点的调试.

放大器静态工作点的调试是指对晶体管集电极电流I_C(或U_{CE})的调整与测试.

静态工作点是否合适,对放大器的性能和输出波形都有很大影响. 若静态工作点偏高,则放大器在加入交流信号以后易产生饱和失真,此时U_O的负半周将被削底,如图 12-2(a) 所示;若静态工作点偏低,则易产生截止失真,即U_O的正半周被缩顶(一般截止失真不如饱和失真明显),如图 12-2(b) 所示. 这些情况都不符合不失真放大的要求,所以在选定静态工作点以后还必须进行动态调试,即在放大器的输入端加入一定的输入电压U_I,检查输出电压U_O的大小和波形是否满足要求. 若不满足,则应调节静态工作点的位置.

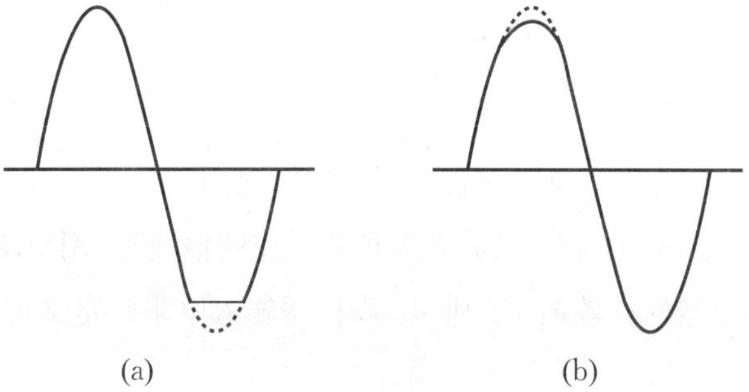

图 12-2　静态工作点选取不当导致的 U_O 波形失真

改变电路参数 U_{CC}，R_C，R_B（R_{B1}，R_{B2}）都会引起静态工作点的变化，如图 12－3 所示. 但通常采用调节偏置电阻 R_{B2} 的方法来改变静态工作点，如减小 R_{B2}，可使静态工作点提高.

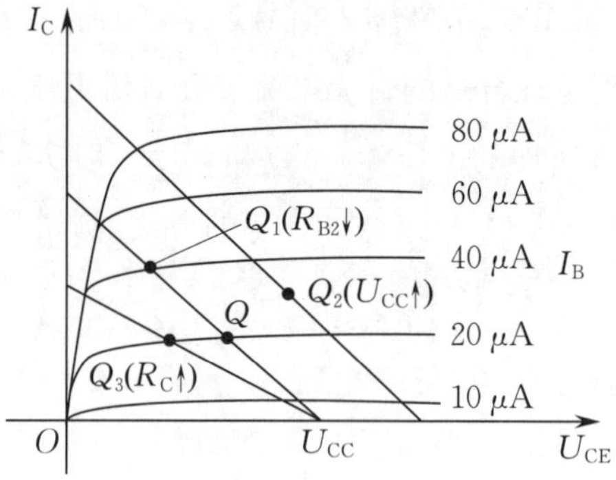

图 12－3　电路参数对静态工作点的影响

最后还要说明的是，上面所说的静态工作点"偏高"或"偏低"不是绝对的，而应该是相对信号的幅度而言的，当输入信号幅度很小时，即使静态工作点较高或较低也不一定会出现失真. 所以确切地说，产生波形失真是信号幅度与静态工作点设置配合不当所引起的. 如需满足较大信号幅度的要求，静态工作点最好尽量靠近交流负载线的中点.

二、放大器动态指标测试

放大器动态指标包括电压放大倍数 A_V、输入电阻 R_I、输出电阻 R_O、最大不失真输出电压 U_{OPP}（动态范围）和通频带 f_{BW} 等.

1. 电压放大倍数 A_V 的测量.

调整放大器到合适的静态工作点，然后接入输入电压 $\dot{U}_I$，在输出电压 $\dot{U}_O$ 不失真的情况下，用量程合适的交流电压表测出输入电压和输出电压的有效值 U_I 和 U_O，则

$$A_V=\frac{U_O}{U_I}.$$

2. 输入电阻 R_I 的测量.

为了测量放大器的输入电阻，按图 12-4 所示电路在待测放大器的输入端与信号源之间串联接入一已知电阻 R，在放大器正常工作的情况下，用交流电压表测出源电压 $\dot{U}_S$ 和输入电压 $\dot{U}_I$ 的有效值 U_S 和 U_I，则根据输入电阻的定义可得

$$R_I=\frac{U_I}{I_I}=\frac{U_I}{\dfrac{U_R}{R}}=\frac{U_I}{U_S-U_I}R.$$

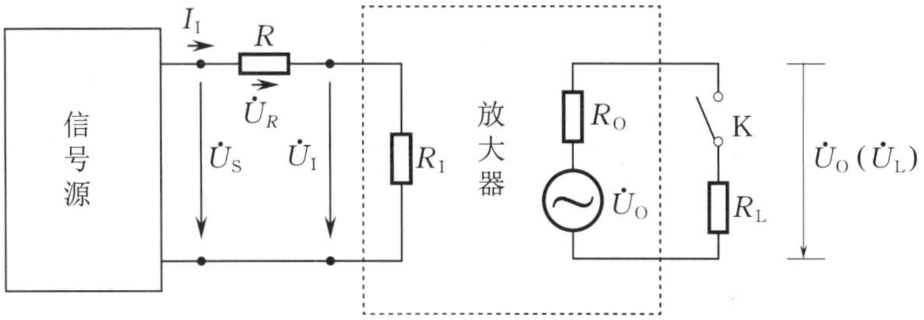

图 12-4　输入、输出电阻测量电路

测量时应注意下列几点：

(1) 由于电阻 R 两端没有公共接地点，因此测量 R 两端电压 $\dot{U}_R$ 的有效值 U_R 时必须分别测出 U_S 和 U_I，然后根据 $U_R = U_S - U_I$ 求出 U_R 的值.

(2) 电阻 R 的值不宜取得过大或过小，以免产生较大的测量误差，通常 R 应取与 R_I 相同的数量级，本实验可取 $R = 1 \sim 2\ \text{k}\Omega$.

3. 输出电阻 R_O 的测量.

如图 12-4 所示，在放大器正常工作的条件下，测出输出端不接负载时的输出电压 $\dot{U}_O$ 的有效值 U_O 和接入负载 R_L 后的输出电压 $\dot{U}_L$ 的有效值 U_L，根据

$$U_L = \frac{R_L}{R_O + R_L} U_O,$$

可求出

$$R_O = \left(\frac{U_O}{U_L} - 1\right) R_L.$$

在测试中应注意，必须保持 R_L 接入前后输入信号的大小不变.

4. 最大不失真输出电压 U_{OPP} 的测量(最大动态范围).

如上所述，为了得到最大动态范围，应将静态工作点设置在交流负载线的中点附近. 为此，在放大器正常工作的情况下，逐步增大输入信号的幅度，并同时调节 R_W(改变静态工作点)，用示波器观察 $\dot{U}_O$，当输出波形同时出现削底和缩顶现象(见图 12-5)时，说明静态工作点已设置在交流负载线的中点附近. 然后反复调整输入信号，使波形输出幅度最大，且无明显失真时，用交流电压表测出输出电压的有效值 U_O，则动态范围 $U_{OPP} = 2\sqrt{2}U_O$，或者用示波器直接读出 U_{OPP}.

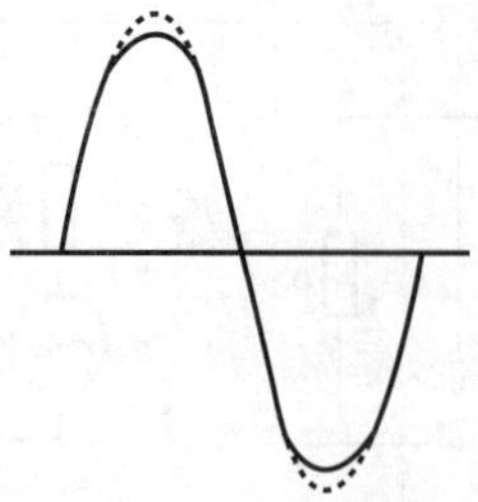

图 12－5 静态工作点正常，输入信号太大引起的失真

5. 放大器幅频特性曲线的测量.

放大器的幅频特性曲线是指放大器的电压放大倍数 A_V 与输入信号频率 f 之间的关系曲线.单管阻容耦合放大电路的幅频特性曲线如图 12－6 所示，A_{Vm} 为中频电压放大倍数，通常规定电压放大倍数随频率变化下降到中频放大倍数的 $\frac{1}{\sqrt{2}}$，即 $0.707A_{Vm}$ 时，所对应的频率分别称为下限频率 f_L 和上限频率 f_H，则通频带

$$f_{BW}=f_H-f_L.$$

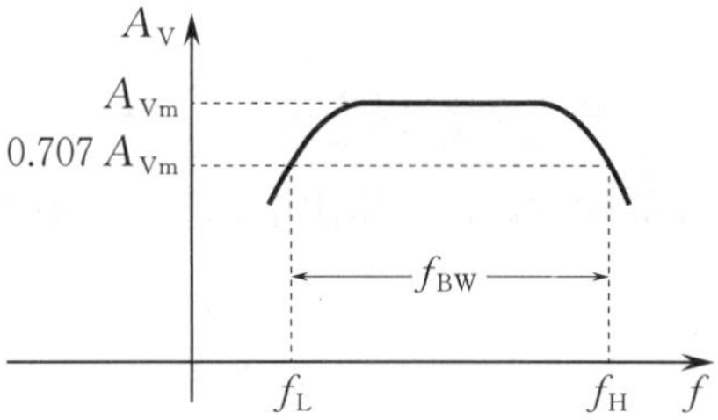

图 12－6 幅频特性曲线

测量放大器的幅频特性就是测量不同频率信号时的电压放大倍数 A_V. 因此，可采用上文所述测 A_V 的方法，每改变一个信号频率，测量其相应的电压放大倍数. 测量时应注意测量点选取要恰当，在低频段与高频段应多测几点，在中频段可以少测几点. 此外，在改变频率时，要保持输入信号的幅度不变，且输出波形不失真.

注意：在连接电路时，要注意晶体管管脚的排列，常见的晶体管管脚排列如图 12－7 所示.

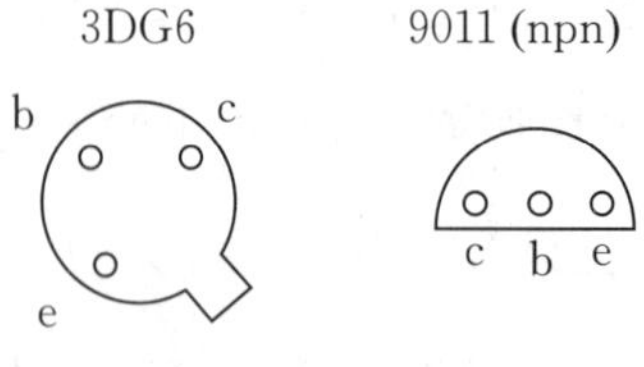

图 12－7 常见的晶体管管脚排列

实验步骤

实验电路如图 12-1 所示（本实验中取 3DG6 的 $\beta=100$，$R_{B1}=20\ k\Omega$，$R_{B2}=60\ k\Omega$，$R_C=2.4\ k\Omega$，$R_L=2.4\ k\Omega$），将各电子仪器按图 12-1 所示方式连接，为防止干扰，各仪器的接地端必须连在一起. 注意函数信号发生器、交流电压表和示波器的引线应采用专用电缆线或屏蔽线. 若使用屏蔽线，则屏蔽线的外包金属网也应接在公共接地端上.

一、调试静态工作点

接通直流电源前，先将 R_W 调至最大，函数信号发生器输出旋钮旋至零. 接通 +12 V 电源并调节 R_W，使 $I_C=2.0$ mA（即 $U_E=2.0$ V），用直流电压表测量 U_B，U_E，U_C，并用多用电表测量 R_{B2}，记入表 12-1 中.

二、测量电压放大倍数

在放大器输入端接入 $f=1$ kHz 的正弦信号 $\dot{U}_S$，调节函数信号发生器的输出旋钮，使放大器输入电压有效值 $U_I\approx 10$ mV，同时用示波器观察放大器输出电压 $\dot{U}_O$ 的波形，在波形不失真的条件下，用交流电压表测量表 12-2 中三种情况下的有效值 U_O，并用示波器观察 $\dot{U}_O$ 和 $\dot{U}_I$ 的相位关系，记入表 12-2 中.

三、观察静态工作点对电压放大倍数的影响

选取 $R_C=2.4\ k\Omega$，$R_L=\infty$，接入 $f=1$ kHz 的正弦信号 $\dot{U}_S$，使 U_I 大小适当. 调节 R_W，用示波器观察输出电压波形，在输出电压不失真的条件下，测量几组 I_C 和 U_O 的值，记入表 12-3 中.

四、观察静态工作点对输出波形失真的影响

1. 选取 $R_C=2.4\ k\Omega$，$R_L=2.4\ k\Omega$，将函数信号发生器的输出旋钮旋至零，令输入电压为零，调节 R_W，使 $I_C=2$ mA，测出 U_{CE} 的值，记入表 12-4 中.

2. 逐步加大输入信号，使输出电压足够大但不失真. 然后保持输入信号不变，分别增大和减小 R_W，使波形出现失真，绘出 $\dot{U}_O$ 的波形，并测出失真情况下的 I_C 和 U_{CE} 值，记入表 12-4 中.

注意：每次测 I_C 和 U_{CE} 值时，都要将函数信号发生器的输出旋钮旋至零.

五、测量最大不失真输出电压

选取 $R_C=2.4\ k\Omega$，$R_L=2.4\ k\Omega$，按照实验原理中所述方法，同时调节输入信号和 R_W，分别用示波器和交流电压表测量 U_{OPP} 及 U_O，记入表 12-5 中.

*六、测量输入电阻和输出电阻

1. 选取 $R_C=2.4\ \mathrm{k\Omega}$, $R_L=2.4\ \mathrm{k\Omega}$, $I_C=2\ \mathrm{mA}$. 接入 $f=1\ \mathrm{kHz}$ 的正弦信号 $\dot{U}_S$，在输出电压不失真的情况下，用交流电压表测出 U_S, U_I 和 U_L，记入表 12－6 中.

2. 保持 $\dot{U}_S$ 不变，取 $R_L=\infty$，测量输出电压有效值 U_O，记入表 12－6 中.

*七、测量幅频特性曲线

选取 $I_C=2\ \mathrm{mA}$, $R_C=2.4\ \mathrm{k\Omega}$, $R_L=2.4\ \mathrm{k\Omega}$. 保持输入信号 $\dot{U}_I$ 的幅度不变，改变输入信号频率 f，逐点测出相应的输出电压有效值 U_O，记入表 12－7 中.

为了使信号源频率 f 取值合适，可先粗测一下，找出中间频率 f_o，然后再仔细读数.

数据记录与处理

1. 根据实验测量结果，记录数据并根据实验原理中的相关公式完成下列表格.

表 12－1　调试静态工作点

$I_C=2\ \mathrm{mA}$

测量值				计算值		
U_B/V	U_E/V	U_C/V	R_{B2}/kΩ	U_{BE}/V	U_{CE}/V	I_C/mA

表 12－2　测量电压放大倍数

$I_C=2\ \mathrm{mA}$, $U_I=$ ________ mV

R_C/kΩ	R_L/kΩ	U_O/V	A_V	观察记录一组 $\dot{U}_O$ 和 $\dot{U}_I$ 的波形
2.4	∞			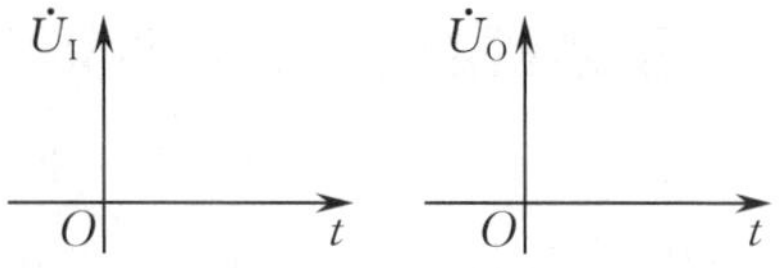
1.2	∞			
2.4	2.4			

表 12－3　静态工作点对电压放大倍数的影响

$R_C=2.4\ \mathrm{k\Omega}$, $R_L=\infty$, $U_I=$ ________ mV

I_C/mA			2		
U_O/V					
A_V					

注意：测量 I_C 时，要先将函数信号发生器的输出旋钮旋至零（即使 $U_I=0$）.

表 12-4　静态工作点对输出波形失真的影响

$R_C = 2.4\ k\Omega, R_L = 2.4\ k\Omega, U_I =$ ________ mV

I_C/mA	U_{CE}/V	$\dot{U}_O$ 的波形	失真情况	晶体管工作状态
		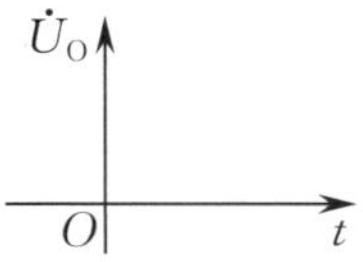		
		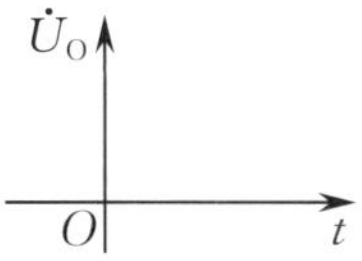		
		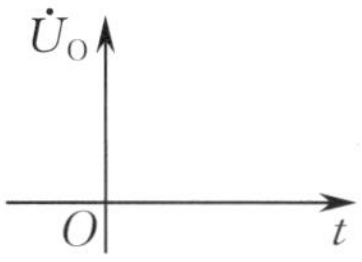		

表 12-5　测量最大不失真输出电压

$R_C = 2.4\ k\Omega, R_L = 2.4\ k\Omega$

I_C/mA	U_{Im}/mV	U_{Om}/V	U_{OPP}/V

表 12-6　测量输入电阻和输出电阻

$I_C = 2\ mA, R_C = 2.4\ k\Omega, R_L = 2.4\ k\Omega$

U_S/mV	U_I/mV	R_I/kΩ		U_L/V	U_O'/V	R_O/kΩ	
		测量值	理论值			测量值	理论值

表 12-7　测量幅频特性曲线

$U_I =$ ________ mV

f/kHz							…
U_O/V							…
A_V							…

2. 自拟表格整理测量结果，并把实测的静态工作点、电压放大倍数、输入电阻、输出电阻与理论值比较(取一组数据进行比较)，分析产生误差的原因.

3. 总结 R_C，R_L 及静态工作点对放大器电压放大倍数、输入电阻、输出电阻的影响.

4. 讨论静态工作点变化对放大器输出波形的影响.

5. 分析讨论在调试过程中出现的问题.

思考题

1. 能否用直流电压表直接测量晶体管的 U_{BE}？为什么实验中要采用测 U_B，U_E，再间接算出 U_{BE} 的方法？

2. 怎样测量 R_{B2}？

3. 当调节偏置电阻 R_{B2}，导致放大器输出波形出现饱和或截止失真时，晶体管的 U_{CE} 怎样变化？

4. 改变静态工作点对放大器的输入电阻 R_I 是否有影响？改变负载 R_L 对输出电阻 R_O 是否有影响？

5. 在测试 A_V，R_I 和 R_O 时，怎样选择输入信号的大小和频率？为什么信号频率一般选 1 kHz，而不选 100 kHz 或更高？

6. 测试中，如果将函数信号发生器、交流电压表、示波器中任一仪器的两个测试端子接线换位(即各仪器的接地端不再连在一起)，将会出现什么问题？

实验十三

负反馈放大电路

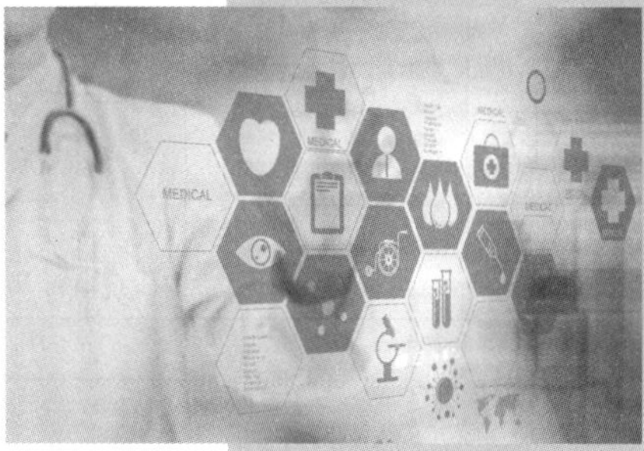

实验目的

1. 加深理解放大电路中引入负反馈的方法.

2. 了解负反馈对放大器各项性能指标的影响.

实验仪器

模拟实验电路箱、函数信号发生器、双踪示波器、频率计、交流电压表、直流电压表、晶体三极管 3DG6(直流增益 $\beta = 50 \sim 100$) 或 9011、电阻、电容器等.

实验原理

负反馈在电子电路中有着非常广泛的应用,虽然它会使放大器的放大倍数降低,但能在多方面改善放大器的动态指标,如稳定放大倍数,改变输入、输出电阻,减小非线性失真和拓展通频带等.因此,几乎所有的实用放大器都带有负反馈.

负反馈放大器有四种组态,电压串联、电压并联、电流串联和电流并联.本实验以电压串联负反馈为例,分析负反馈对放大器各项性能指标的影响.

图 13-1 所示为带有负反馈的两级阻容耦合放大电路,考虑图中各交流信号(源电压 $\dot{U}_S$、输入电压 $\dot{U}_I$ 与输出电压 $\dot{U}_O$) 的有效值(U_S,U_I 与 U_O),在电路中通过 R_F 把输出电压引回输入端,加在晶体管 T_1 的发射极上,在发射极电阻 R_{F1} 上形成反馈电压 U_F.根据反馈的判断法可知,它属于电压串联负反馈.

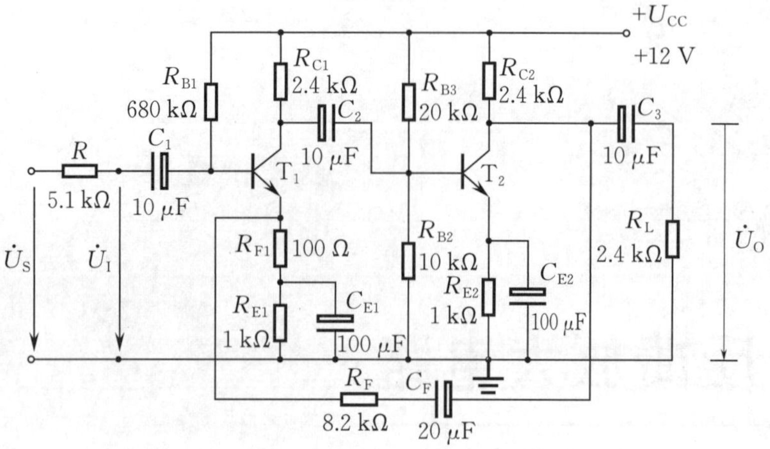

图 13－1　带有电压串联负反馈的两级阻容耦合放大器电路

一、电压串联负反馈放大器主要性能指标

1. 闭环电压放大倍数 A_{VF}.

$$A_{VF}=\frac{A_V}{1+A_VF_V},$$

式中，$A_V=\frac{U_O}{U_I}$ 为无反馈的基本放大器的电压放大倍数，即开环电压放大倍数；$1+A_VF_V$ 称为**反馈深度**，它的大小反映了负反馈对放大器性能改善的程度.

2. 反馈系数 F_V.

$$F_V=\frac{R_{F1}}{R_F+R_{F1}}.$$

3. 输入电阻 R_{IF}.

$$R_{IF}=(1+A_VF_V)R_I,$$

式中，R_I 为无反馈的基本放大器的输入电阻.

4. 输出电阻 R_{OF}.

$$R_{OF}=\frac{R_O}{1+A_{VO}F_V},$$

式中，R_O为无反馈的基本放大器的输出电阻，A_{VO}为无反馈的基本放大器在负载开路时的电压放大倍数.

二、基本放大器的动态参数的测量

本实验还需要测量基本放大器的动态参数，然而怎样实现无反馈而又保证得到基本放大器呢？此时不能简单地断开反馈支路，而是要去掉反馈作用，但又要把反馈网络的影响（负载效应）考虑到基本放大器中去. 为此：

(1) 在画基本放大器的输入回路时，因为是电压负反馈，所以可将负反馈放大器的输出端交流短路，即令 $U_O=0$，此时 R_F 相当于并联在 R_{F1} 上.

(2) 在画基本放大器的输出回路时，由于输入端是串联负反馈，因此需要将反馈放大器的输入端(T_1管的发射极) 开路，此时 R_F+R_{F1} 相当于一同并接在输出端. 由于 $R_F \gg R_{F1}$，因此可近似认为是 R_F 并接在输出端.

根据上述规律，就可得到所要求的如图 13－2 所示的基本放大器电路.

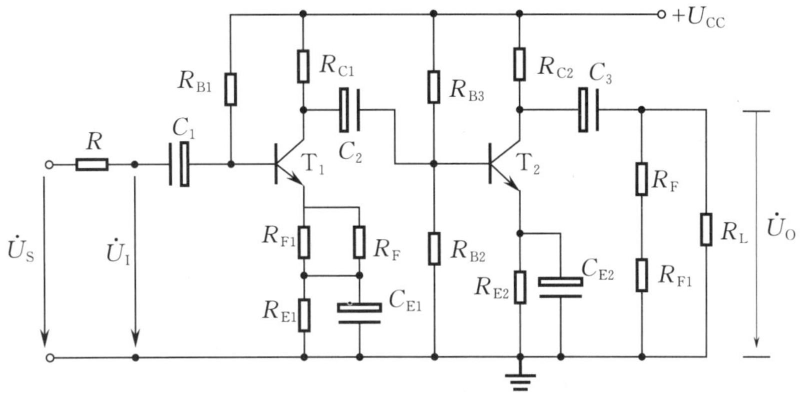

图 13－2　考虑负载效应的基本放大器电路

实验步骤

本实验中取 $\beta_1=\beta_2=100$.

一、测量静态工作点

按图 13－1 所示连接实验电路，取 $U_{CC}=+12$ V，$U_I=0$，用直流电压表分别测量第一级、第二级的静态工作点，记入表 13－1 中.

二、测试基本放大器的各项性能指标

1. 将实验电路按图 13－2 改接，即把 R_F 从原电路断开后分别并接在 R_{F1} 和 R_L 上，其他连线不动.

2. 测量中频电压放大倍数 A_V、输入电阻 R_I 和输出电阻 R_O.

(1) 接入 $f=1$ kHz、幅值约 5 mV 的正弦输入信号 $\dot{U}_S$，用示波器观察输出波形 $\dot{U}_O$. 在 $\dot{U}_O$ 不失真的情况下，用交流电压表测量 U_S，U_I，U_L，记入表 13－2 中.

(2) 保持 $\dot{U}_S$ 不变，断开负载电阻 R_L(注意，R_F 不要断开)，测量空载时的输出电压 U_O，记入表 13－2 中.

3. 测量通频带.

接上 R_L，保持 $\dot{U}_S$ 不变，然后分别增大和减小输入信号的频率，观察示波器上波形失真的情况，找出上、下限频率 f_H 和 f_L，记入表 13－4 中.

三、测试负反馈放大器的各项性能指标

1. 将实验电路恢复为图 13-1 所示的负反馈放大器电路. 适当增大 $\dot{U}_S$ 的幅值(约 10 mV)，在输出波形不失真的条件下，测量负反馈放大器的 U_S，U_I 和 U_L，记入表 13－3 中.

2. 测量 f_{HF} 和 f_{LF}，记入表 13－5 中.

*四、观察负反馈对非线性失真的改善

1. 将实验电路改接成基本放大器形式，在输入端接入 $f=1$ kHz 的正弦信号，输出端接示波器，逐渐增大输入信号的幅度，使输出波形开始出现失真，记下此时的波形和输出电压的幅度.

2. 将实验电路改接成负反馈放大器形式，增大输入信号的幅度，使输出电压幅度的大小与 1 中相同，比较有负反馈时输出波形的变化.

数据记录与处理

1. 根据实验测量结果，填写并计算完成下列表格.

表 13－1　静态工作点的测量

	U_B/V	U_E/V	U_C/V	I_C/mA
第一级				
第二级				

表 13－2　基本放大器的各项性能指标

U_S/mV	U_I/mV	U_L/V	U_O/V	A_V	R_I/kΩ	R_O/kΩ

表 13－3　负反馈放大器的各项性能指标

U_S/mV	U_I/mV	U_L/V	U_O/V	A_{VF}	R_{IF}/kΩ	R_{OF}/kΩ

表 13－4　基本放大器通频带的测量

f_L/kHz	f_H/kHz	Δf/kHz

表 13－5　负反馈放大器通频带的测量

f_{LF}/kHz	f_{HF}/kHz	Δf_F/kHz

2. 完成实验步骤四，自拟表格记录数据，观察负反馈对非线性失真的改善.

3. 将基本放大器和负反馈放大器动态参数的实测值和理论值列表进行比较.

4. 根据实验结果，总结电压串联负反馈对放大器性能的影响.

思考题

1. 怎样把负反馈放大器改接成基本放大器？为什么要把 R_F 并接在输入和输出端？

2. 若按深度负反馈估算，闭环电压放大倍数 A_{VF} 等于多少？和测量值是否一致？为什么？

3. 若输入信号存在失真，能否用负反馈来改善？

4. 怎样判断放大器是否存在自激振荡？如何进行消除？

实验十四

人耳的听觉听阈测量

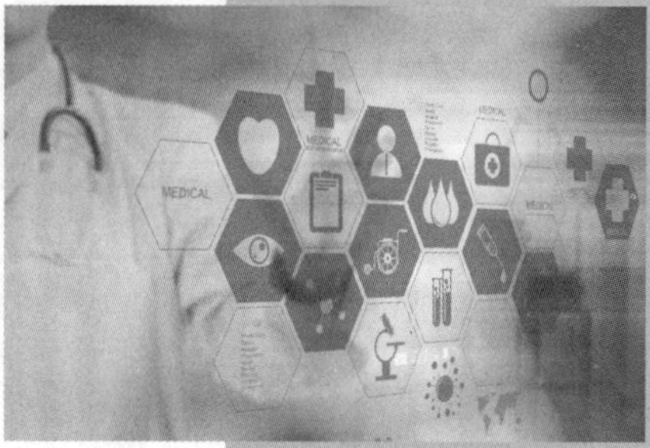

实验目的

1. 掌握人耳听觉听阈的概念和测量方法.

2. 测定人耳的听阈曲线.

实验仪器

人耳听觉听阈测量实验仪(如图 14－1 所示,由专用信号发生器、音频放大器、头戴式耳机等部分组成).

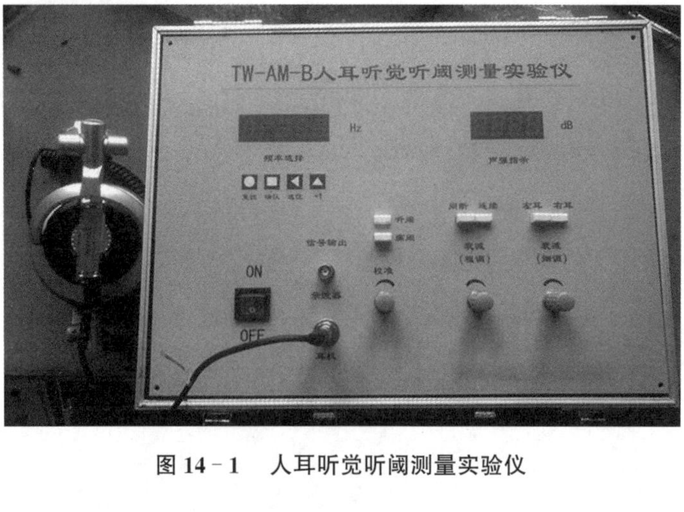

图 14－1　人耳听觉听阈测量实验仪

实验原理

当声波抵达人耳时，人耳将由声波引起的压强变化转变成神经刺激，再经大脑处理并反应为听到的某种声响.引起人耳听觉的声波，不仅有频率范围，而且有声强范围.对于每一个给定的可闻声波频率，声强都有上、下两个限值，这两个值构成了人耳在声强上的听觉区域.其中，下限值是能引起听觉的最低声强，称为最低可闻声强或听阈；上限值是人耳所能忍受的最高声强，称为痛阈.

以 1 000 Hz 的声波为例，从听阈 10^{-12} W/m^2 到痛阈 1 W/m^2，上、下限之比达到 10^{12}.由于人的听觉声强范围很大，并且人耳所感觉到的声音响度与声强的对数近似成正比，因此在声学中通常采用对数标度来量度声强，称为声强级，单位是贝尔(B).实际应用中，常用贝尔的$\frac{1}{10}$来度量，称为分贝(dB).

通常取 1 000 Hz 的声波的听阈值 $I_0=10^{-12}$ W/m^2 作为标准参考声强，任一声波的声强 I 与标准参考声强 I_0 的比值的常用对数再乘以 10，即为该声波的声强级(以 dB 为单位)，用 L 表示，即

$$L=10\lg\frac{I}{I_0}(\mathrm{dB}).$$

人耳对声音强弱的主观感觉称为响度.响度是听觉的基础，正常人听觉的强度范围为 0 ～ 120 dB(也有说法是 −5 ～ 130 dB).固然，超出人耳的可听频率范围(即频域)的声音，即使声强再大，人耳也是无法听到的.在人耳可听频域内，若声音弱或强到一定程度，人耳同样是听不到的.一般人耳对 3 000 ～ 5 000 Hz 的声音最敏感，在此频率区间内，幅度很小的声音信号都能被人耳听到，而在低频区(如小于 800 Hz)和高频区(如大于 5 000 Hz)，人耳对声音的灵敏度要低得多.图 14-2 所示为正常人耳的听觉区域与等响曲线.

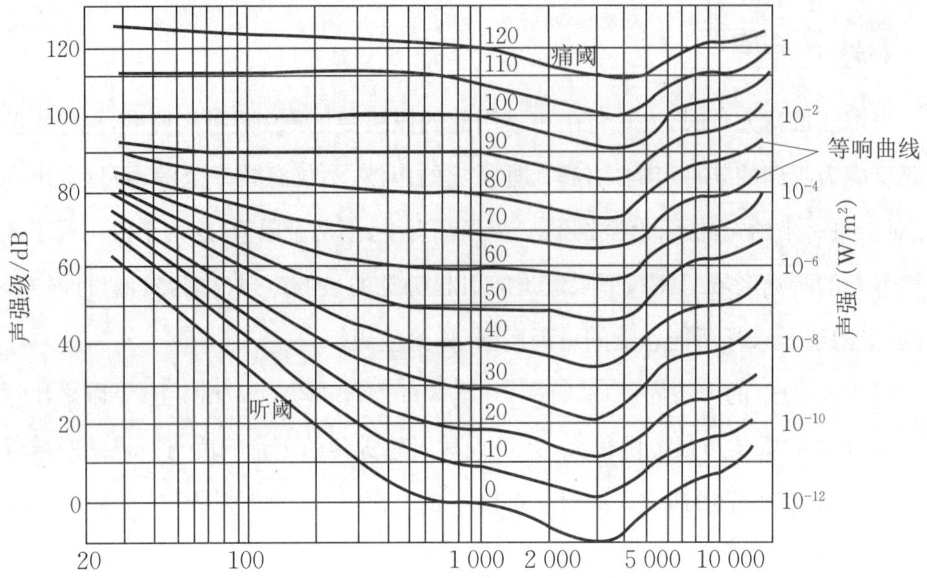

图 14－2　听觉区域与等响曲线

实验步骤

1. 将实验仪开机预热 5 min 左右，选择听阈测量，测试人背向仪器，主试人将频率调至 1 000 Hz，开始测试.

2. 调节音量至听不到声音开始，逐渐增大音量，直至刚听到声音为止，记录听阈值 L_1（渐增法）.

3. 同一频率下，将音量调到可以听到声音处，逐渐减小音量，直至刚听不到声音为止，记录听阈值 L_2（渐减法）. 求出人耳在 1 000 Hz 的声音下听阈的绝对声强级 $L_0=\frac{L_1+L_2}{2}$.

4. 采用渐增法和渐减法测量人耳在 2 000 Hz，3 000 Hz，4 000 Hz，5 000 Hz 和 10 000 Hz的声音下的听阈值 $L_{测}$，并求出对应频率听阈的相对声强级 $L=L_{测}-L_0$.

数据记录与处理

将所测得的实验数据记入表 14－1 中，并在如图 14－3 所示的坐标纸上作出相应的听阈曲线.

表 14－1　不同频率下的听阈值

频率 /Hz	L_1	L_2	$L_{测}$	$L = L_{测} - L_0$
1 000				0
2 000				
3 000				
4 000				
5 000				
10 000				

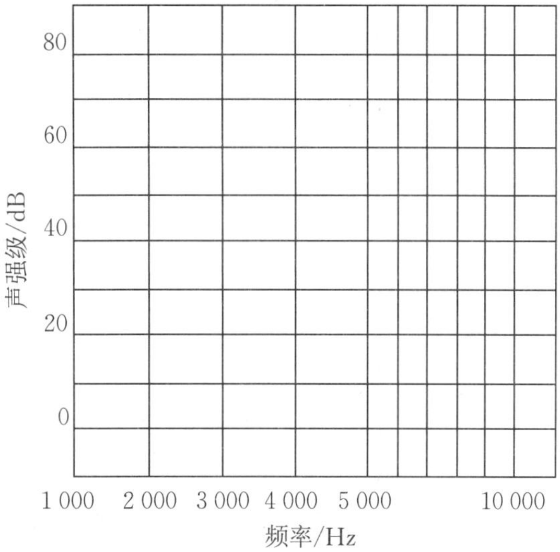

图 14－3　人的听阈曲线(部分频率)测试

注意事项

1. 听阈测量需要在安静的环境中进行,测试人应背对仪器,由另一人操作设备,避免心理因素的影响.

2. 禁止做痛阈测试.

思考题

1. 什么是人耳的听觉听阈?

2. 听力损伤的人的听阈曲线通常是怎样的?

实验十五

人体的反应时间测试

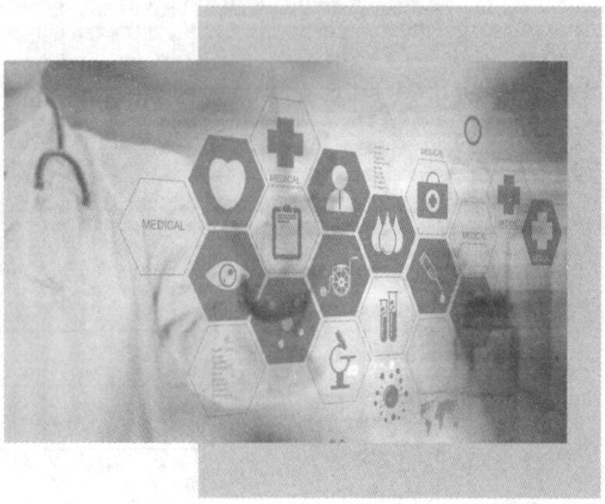

实验目的

1. 研究信号灯转变时骑车人或驾驶员的刹车反应时间.

2. 研究听到汽车喇叭声时骑车人的刹车反应时间.

实验仪器

人体反应时间测试仪(如图 15－1 所示,由主机、自行车刹车模拟装置、汽车刹车模拟装置、汽车喇叭等部分组成).

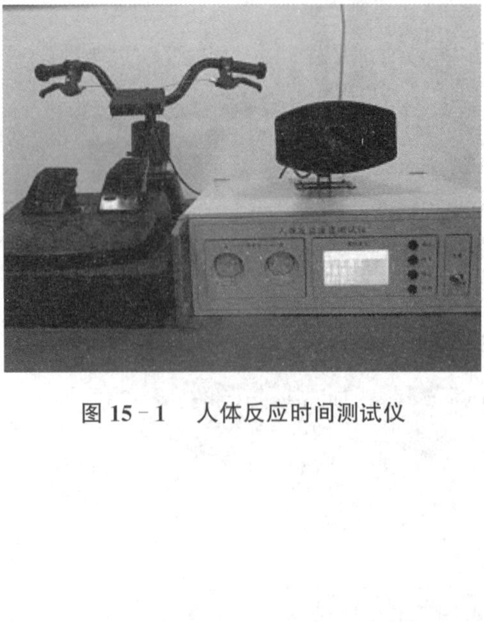

图 15－1　人体反应时间测试仪

实验原理

反应时间通常是指从外界刺激出现到个体做出反应之间的时间间隔. 这个过程可以分为以下几个关键阶段.

1. 感知阶段.

(1) 感受器接收刺激:当外界刺激(如声音、光线、触觉等) 作用于人体的感觉器官时,感受器会产生兴奋. 例如,光线刺激视网膜上的感光细胞、声音刺激耳蜗中的毛细胞等.

(2) 神经冲动传递:感受器将兴奋转化为神经冲动,通过传入神经传递到中枢神经系统. 例如,视觉信息通过视神经传入大脑、听觉信息通过听神经传入大脑.

2. 处理阶段.

(1) 大脑加工处理:神经冲动到达大脑后,大脑皮层的感觉中枢会对接收到的信息进行分析和处理. 大脑会识别刺激的性质、强度和来源等,并根据以往经验和当前情境做出判断. 例如,听到汽车喇叭声后,大脑会迅速判断出是车辆靠近,并需要做出避让反应.

(2) 决策制定:在信息处理的基础上,大脑的运动中枢会制定相应的反应策略. 这个过程涉及决策的制定,如选择何种动作来应对刺激. 例如,在躲避飞来的球时,大脑需要决定是用手去接还是侧身躲避.

3. 执行阶段.

(1) 神经冲动传出:大脑将决策转化为神经冲动,通过传出神经传递到效应器. 效应器可以是肌肉、腺体等. 例如,大脑发出让手臂肌肉收缩去接住飞来的球的指令.

(2) 效应器产生反应:效应器接收到神经冲动后,开始执行相应的动作. 此时会有肌肉收缩或舒张、腺体分泌物质等反应. 例如,手臂肌肉收缩,完成接球的动作.

反应时间这个概念可以应用于各种情境,不仅限于生理学领域,还可以是心理学或运动科学等领域. 反应时间可以是简单的(如对光或声音的直接反应),也可以是复杂的(如需要认知处理的决策反应). 反应时间的测量可以用于评估个体的警觉性、注意力、认知功能以及运动控制能力. 机体对刺激的反应越迅速,反应时间越短,灵活性越好.

人体反应时间受到多种因素影响,主要有以下几点.

(1) 感觉通道:不同感觉通道的反应时间不同,如视觉反应时间通常比听觉反应时间长.

(2) 刺激信号的性质和强度:刺激信号越明显、强度越大,反应时间越短.

(3) 个体差异:个体的年龄、性别、健康状况等都会影响反应时间.

(4) 心理状态:注意力集中、情绪稳定等良好的心理状态有助于缩短反应时间.

(5) 训练和经验:经过相关训练和积累经验,可以提高反应速度,降低反应时间.

实验步骤

1. 将测试仪开机后,选择自行车测试(或汽车测试)模式.

2. 将手轻放在自行车把上(汽车测试则将脚放在刹车踏板上),待听到汽车喇叭声(汽车测试则待绿灯变红灯)时迅速制动,记录反应时间 t.

3. 重复测量 10 次,求出反应时间平均值 $\bar{t}$.

数据记录与处理

将所测得时间值记入表 15-1 中,计算出 10 次有效数据的平均值.

表 15-1　刹车测试反应时间

单位:ms

测试人:			年龄:		测试时间:			测试状态:		
测试次序	1	2	3	4	5	6	7	8	9	10
反应时间 t										

$\bar{t}=$ ________ ms.

注意事项

1. 测试人需要注意力集中、情绪稳定.

2. 不要预判信号变化出现的时间.

思考题

1. 根据人体反应时间测量数据,估算神经冲动通过传出神经传递到效应器(大脑到手部肌肉)的速度.(假设路程 $s=1$ m.)

实验十六

薄透镜焦距的测定

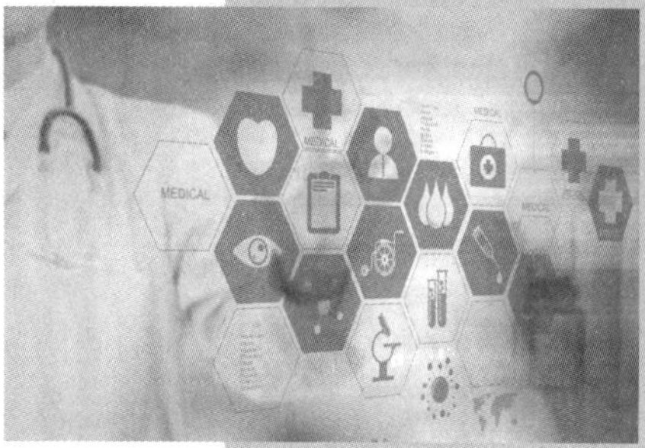

实验目的

1. 理解凸透镜和凹透镜的成像规律.

2. 掌握测定薄透镜焦距的方法.

3. 理解近视眼的矫正原理.

实验仪器

光具座、像屏、光源、透镜座、凸透镜、凹透镜.

实验原理

透镜是具有两个折射面的光学共轴系统，两个折射面之间是均匀的透明物质. 所谓薄透镜，即透镜的中心厚度与焦距相比很小. 薄透镜在医学上应用广泛，利用适当焦度的透镜可以矫正眼睛的屈光不正. 由两个或两个以上薄透镜组成的共轴系统，称为薄透镜组合，简称透镜组. 透镜组可以用来制作放大镜、光学显微镜等医用光学仪器.

一、薄透镜的成像公式

在满足薄透镜两侧介质相同，且入射光为近轴光线的条件下，物距 u、像距 v 和

焦距 f 之间的关系为

$$\frac{1}{u}+\frac{1}{v}=\frac{1}{f}, \tag{16-1}$$

式中，实物（实像）时物距 u（像距 v）为正，虚物（虚像）时物距 u（像距 v）为负；凸透镜焦距 f 为正，凹透镜焦距 f 为负.

二、二次成像法

如图 16-1 所示，保持物与像屏之间的距离 D 不变且 $D>4f$，沿光轴方向移动凸透镜，可以在像屏上观察到物的两次成像：一次是凸透镜在 d_1 位置时的放大倒立实像，另一次是凸透镜在 d_2 位置时的缩小倒立实像. 若在两次成像时，凸透镜移动的距离为 L，则凸透镜的焦距为

$$f=\frac{D^2-L^2}{4D}. \tag{16-2}$$

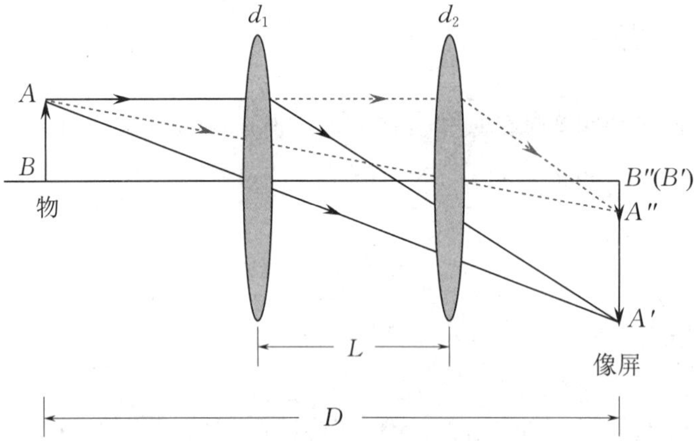

图 16-1　凸透镜的二次成像法

这种测量凸透镜焦距的方法称为二次成像法.

三、物距像距法

凹透镜是发散透镜，无法成实像，因此在测量凹透镜的焦距时，常利用一个已知焦距的凸透镜辅助进行实验. 如图 16-2 所示，利用凸透镜可获得物体的一个实像，当插入凹透镜，且凸透镜和凹透镜处于适当距离时，物体发出的光线在先通过凸透镜折射会聚，再经凹透镜折射发散后仍能成实像. 此时测得插入凹透镜前、后，凸透镜成的实像与凹透镜的距离分别为 u，v，则凹透镜的焦距为

$$f=-\frac{uv}{v-u}, \tag{16-3}$$

式中，$v>u>0$，$f<0$. $-u$，v，f 分别为凹透镜的物距（虚物）、像距与焦距. 这种测量凹透镜焦距的方法称为物距像距法.

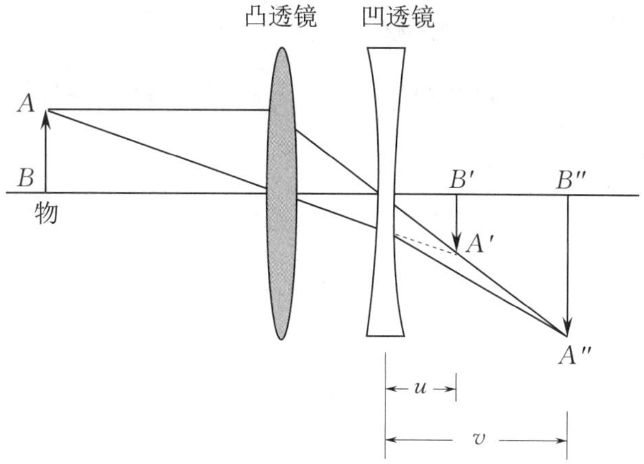

图 16-2　凹透镜的物距像距法

焦距的倒数 $\frac{1}{f}$ 反映了透镜会聚或发散光线的能力，称为透镜的**焦度**，记作 Φ，即

$$\Phi=\frac{1}{f}.$$

当焦距以米为单位时，焦度的单位为屈光度，用 D 表示，配置眼镜时人们常常将透镜的焦度以“度”为单位来描述，它们的关系为 1 屈光度 = 100 度.

本实验中可以用凸透镜模拟人眼对光线的折射，利用透镜的成像规律来研究凹透镜眼镜矫正近视眼的原理. 近视眼在不进行矫正时，平行光线进入眼内会聚于视网膜前，在实验中可以用像屏位置靠后导致成像模糊来模拟. 如图 16-3 所示，近视眼的矫正方法是佩戴一副适当焦度的凹透镜眼镜，使光线先经凹透镜适当发散，再经眼睛折射后会聚于视网膜上.

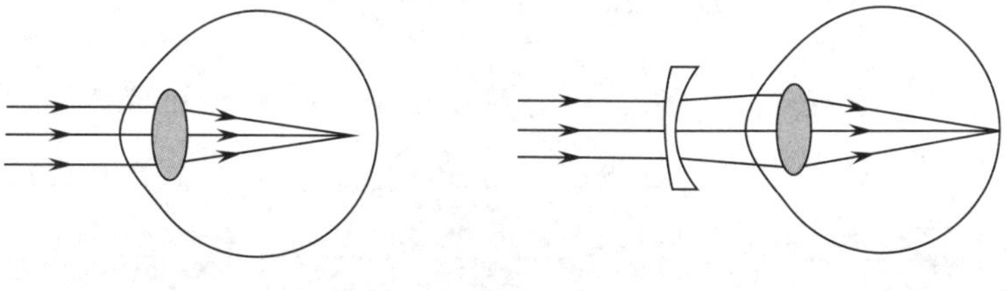

图 16-3　近视眼及矫正方法

实验步骤

一、利用二次成像法测凸透镜焦距

1. 粗调:调节光源、凸透镜和凹透镜共轴等高. 细调:取下凹透镜,再根据二次成像法,大像追小像,调整凸透镜高度,使两次成像的中心重合.

2. 按表 16-1 中的数据,使光源和像屏间的距离 $D > 4f$ 并将其固定,移动凸透镜(分别从左往右和从右往左),当像屏上出现放大的倒立实像与缩小的倒立实像时,分别记录凸透镜位置 d_1 和 d_2,记入表 16-1 中.

3. 按表 16-1 中的数据,略微改变像屏位置,重复上述测量,记入表 16-1 中.

二、利用物距像距法测凹透镜的焦距

1. 固定凸透镜(光具座位置读数约为 27 cm),记录成像 $A'B'$ 时像屏的位置 P_1,插入凹透镜(光具座位置读数为 39～43 cm)后,记录成像 $A''B''$ 时凹透镜的位置 a 及像屏的位置 P_2,记入表 16-2 中.

2. 略微改变 P_1 位置,重复上述测量,记入表 16-2 中.

数据记录与处理

1. 计算凸透镜焦距.

表 16-1　利用二次成像法测量凸透镜的焦距

单位:cm

光源位置	像屏位置	光源与像屏的距离 D	凸透镜位置 d_1(成大像)	凸透镜位置 d_2(成小像)	$L = d_2 - d_1$	f
5	55					
5	55					
5	60					
5	60					

计算凸透镜焦距的平均值 $\overline{f}$ 和平均绝对误差 Δf,凸透镜的焦距表示为 $f = \overline{f} \pm \Delta f$.

2. 计算凹透镜焦距.

表 16-2　利用物距像距法测量凹透镜的焦距

单位：cm

像屏位置 P_1	凹透镜位置 a	像屏位置 P_2	$u=P_1-a$	$v=P_2-a$	f'

计算凹透镜焦距的平均值$\overline{f'}$和平均绝对误差$\Delta f'$，凹透镜的焦距表示为$f'=\overline{f'}\pm\Delta f'$.

思考题

1. 什么是薄透镜组的逐次成像法？
2. 眼的调节是由眼球中的哪些结构共同作用完成的？具体过程如何？

实验十七

用分光计测光栅常量和光波的波长

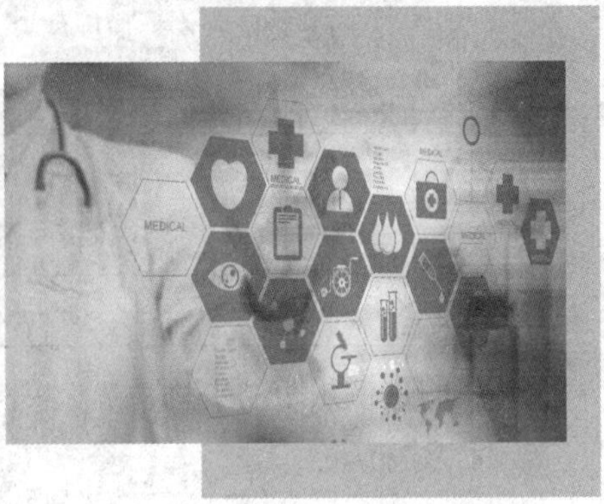

实验目的

1. 熟悉分光计的操作.

2. 用已知波长的光测光栅常量.

3. 用测出的光栅常量测某一谱线的波长.

实验仪器

JJY 型分光计及其附件、GD20 型低压汞灯光源等.

实验原理

本实验利用全息光栅进行测量，光源采用 GD20 型低压汞灯，它打开后能发出较强的特性谱线，在可见光区辐射的谱线波长分别为 579.1 nm，577.0 nm，546.1 nm，435.8 nm.

参考实验七，如图 17-1 所示，每一单色平行光垂直投射到光栅平面上，其亮纹条件为

$$d\sin\theta = k\lambda \quad (k=0, \pm 1, \pm 2, \cdots), \tag{17-1}$$

式中，d 为光栅常量，θ 为衍射角，λ 为单色光波长.

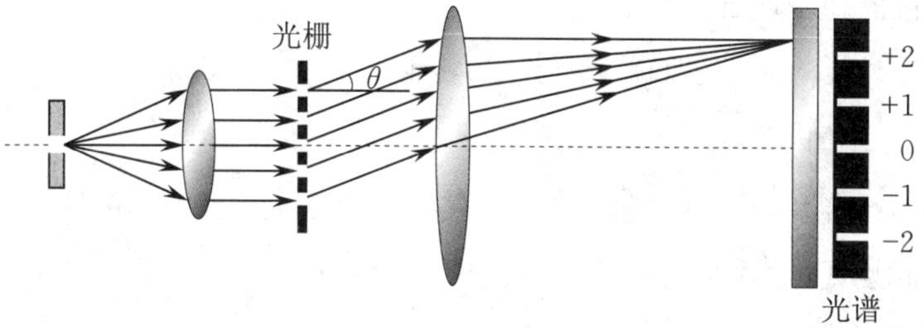

图 17－1　光栅衍射与光谱

由于汞灯产生不同的单色光,每一单色光有一定的波长,因此在同级亮纹处,不同波长的光的衍射角 θ 是不同的.除中央亮纹外,各级可有 4 条不同的亮纹,按波长不同进行排列,通过分光计观察时如图 17－2 所示.

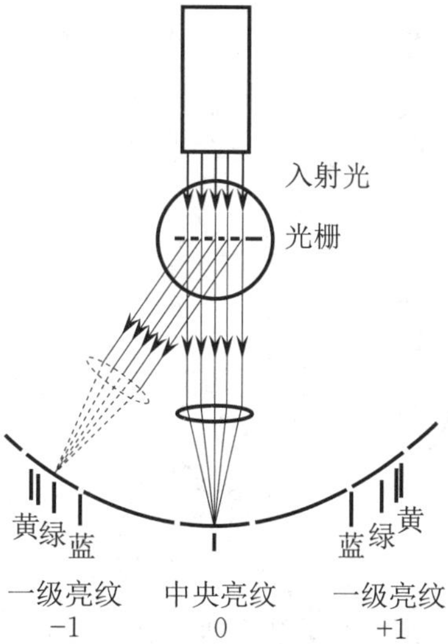

图 17－2　汞光的衍射光谱

这样,若对某一谱线(如黄光 $\lambda_{y1}=579.1\ \mathrm{nm}$) 进行观察,对准该谱线的某一级亮纹(如 $k=\pm1$),求出其平均衍射角 $\overline{\theta}_{y1}$,代入式(17－1) 就可求出光栅常量 d,然后可与标准值比较.本实验采用 $d=1/1\ 000\ \mathrm{cm}$ 的光栅.

求得光栅常量 d 后,对另一谱线(如绿光) 进行观察,求出某一级亮纹(如 $k=\pm1$) 的平均衍射角 $\overline{\theta}_{g}$,代入式(17－1),又可求出其对应光的波长 λ_{g}.同理,可以对同级亮纹或不同级亮纹的其他谱线进行观察和计算.

实验步骤

一、调节分光计

阅读附录,学习分光计的调节.

1. 进行目镜和望远镜的调焦.

2. 调整望远镜的光轴垂直于分光计的转轴.

3. 进行平行光管的调焦.

4. 调整平行光管的光轴垂直于分光计的转轴.

5. 将平行光管狭缝调成垂直.

二、调节光栅

调节光栅平面，使光栅与分光计的转轴平行，且光栅平面垂直于平行光管. 具体调节方法如下.

1. 打开汞灯光源，把平行光管的狭缝照亮. 把望远镜十字叉丝对准狭缝像，固定望远镜的锁紧螺钉. 关掉汞灯光源，打开望远镜的照明光源，再把光栅放置在载物台上，并使之固定(夹紧)，其位置以载物台的三个调平螺钉 a,b,c 为参照，如图 17－3 所示.

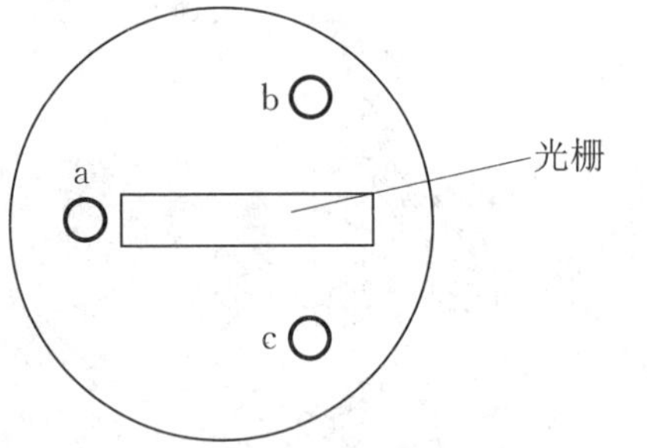

图 17－3　光栅放置

2. 尽可能做到光栅平面垂直平分 b,c 的连线，然后转动读数圆盘，若已固定，需旋松读数圆盘锁紧螺钉. 再调节螺钉 b,c，直到望远镜中从光栅平面反射回来的亮十字像和十字叉丝重合，即可固定读数圆盘，旋紧读数圆盘锁紧螺钉.

3. 连续调节光栅，使其刻痕与分光计的转轴平行. 此时光栅平面虽然平行于分光计的转轴，但刻痕不一定平行. 调节方法是打开汞灯，让望远镜对各条谱线进行初步观察，同时调节螺钉 a(b,c 不能动)，使十字叉丝竖线与谱线平行. 调好后，关掉汞灯，再检查光栅平面是否仍垂直于平面光管，这样反复多次调节，直至光栅上的刻痕与分光计的转轴平行且光栅平面垂直于平面光管为止.

三、测量光栅常量

1. 对准中央亮纹，在读数圆盘上读出两个数值 $\theta_{左}$ 和 $\theta_{右}$，取其平均值作为该位置的相对角度 θ_0.

2. 分别对 $k=\pm 1$ 时同一黄光谱线($\lambda_{y1}=579.1$ nm) 进行观察，并分别求出 $k=$

±1 时该光的衍射角(一般读数应相差不超过 $10'$,如相差太大,就是上述调节未调好),这两个读数的平均值就是 θ_{y1},代入公式 $d\sin\theta=\lambda$,即可求得 d.

四、测量绿光的波长 λ_g

类似于步骤三,对绿光进行观察,测出 $k=\pm1$ 时的谱线衍射角的平均值 $\overline{\theta}_g$,根据求出的光栅常量 d,代入公式 $d\sin\theta=\lambda$,即可求得 λ_g.

数据记录与处理

自拟表格记录实验数据,填写好实验报告,并进行误差分析.

附录

分光计

一、用途

分光计是一种用于测定角度的光学实验器材,它可以在利用光的反射、折射、衍射、干涉和偏振原理的各项实验中进行精确的角度测量. 例如:

(1) 利用光的反射原理测量棱镜的角度.

(2) 利用光的折射原理测量棱镜的最小偏向角,从而计算棱镜玻璃的折射率.

(3) 和光栅配合做光的衍射实验,测量光波波长.

(4) 和偏振片、波片配合,做光的偏振实验.

二、JJY 型分光计的主要技术性能及规格

1. 光学参数.

(1) 平行光管及望远镜系统的物镜的各项参数如下.

焦距:170 mm;通光孔径:22 mm;视场:3°22′.

(2) 望远镜系统的目镜焦距:24.3 mm.

2. 读数圆盘.

直径:178 mm;刻度范围:0 ~ 360°;刻度盘分度值:0.5°;游标分度值:1′.

3. 附件.

(1) 三棱镜(棱角为 60°±5′).

(2) 光学平行平板(即反射镜,用于校正平台).

(3) 变压器 6.3 V/220 V,容量 3 W(用于望远镜、放大镜).

(4) 手持照明放大镜.

(5) 平面全息光栅($d=1/1\ 000$ cm).

三、仪器实物图

分光计如图 17-4 所示.

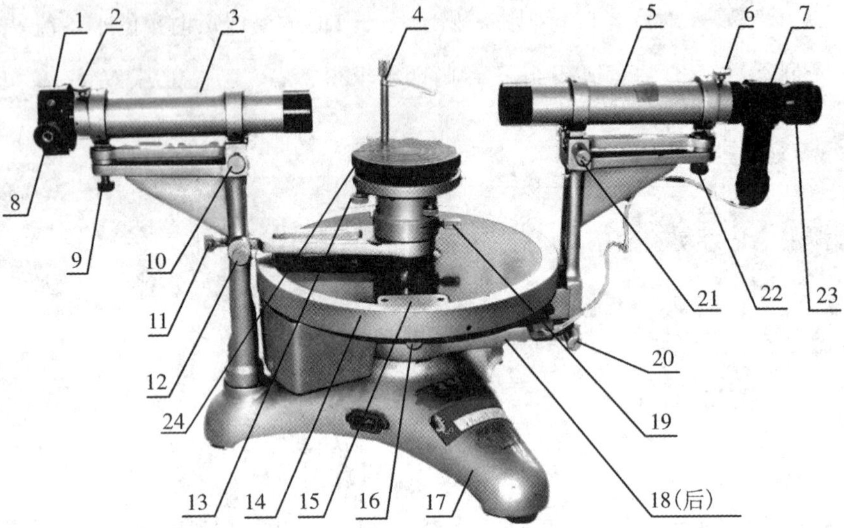

1— 狭缝装置;2— 狭缝锁紧螺钉;3— 平行光管;4— 元件夹;5— 望远镜;6— 目镜锁紧螺钉;7— 目镜;8— 狭缝宽度调节旋钮;9— 平行光管光轴高低调节螺钉;10— 平行光管光轴水平调节螺钉;11— 游标盘锁紧螺钉;12— 游标盘微调螺钉;13— 载物台调平螺钉(三个);14— 读数圆盘;15— 游标盘;16— 读数圆盘锁紧螺钉;17— 底座;18— 望远镜锁紧螺钉;19— 载物台锁紧螺钉;20— 望远镜镜筒调节螺钉;21— 望远镜光轴水平调节螺钉;22— 望远镜光轴高低调节螺钉;23— 目镜调焦手轮;24— 载物台.

图 17-4　分光计

四、仪器的调节

1. 目镜的调焦.

对目镜调焦的目的是使眼睛通过目镜能清楚地看到目镜分划板上的十字叉丝. 调焦方法是先将目镜调焦手轮旋出,然后一边旋进,一边从目镜中观察,反复调节,直至分划板上的十字叉丝成像清晰为止.

2. 望远镜的调焦.

对望远镜调焦的目的是将望远镜调焦于无穷远,可接收到反射回来的亮十字像. 调焦方法如下:

(1) 接上目镜照明灯源.

(2) 调节两个望远镜光轴水平调节螺钉,使望远镜大致处于水平状态.

(3) 在载物台的中央放上平行平板，其反射面对着望远镜，且与望远镜光轴大致垂直.

(4) 通过调节载物台的三个调平螺钉并转动载物台(注意:转动载物台通过转动游标盘进行，此时需先旋松读数圆盘锁紧螺钉)，使望远镜的反射像大致与望远镜在一条直线上.

(5) 从目镜中观察，此时可以看到一亮斑. 再移动目镜(注意：不是转动调焦手轮，而是调节望远镜镜筒调节螺钉) 对望远镜进行调整，使十字叉丝成清晰的像. 反复调节三个调平螺钉，把这个亮十字像调节到与分划板上方的十字叉丝重合，如图 17-5 所示. 应尽量使十字叉丝和亮十字像无视差重合.

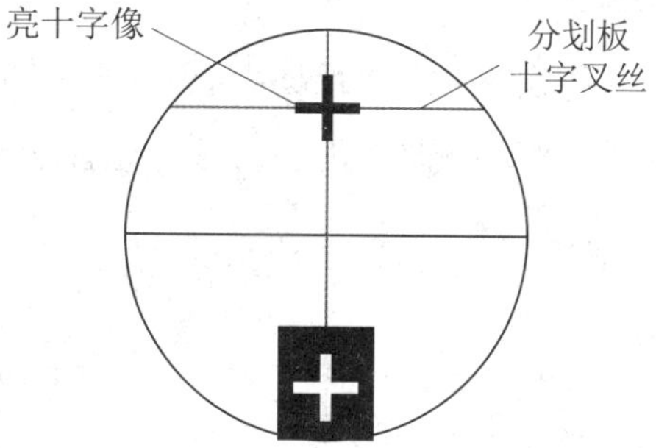

图 17-5　十字叉丝与亮十字像无视差重合

3. 调节望远镜的光轴与分光计中心转轴垂直.

调节方法如下：

(1) 在望远镜的调焦基础上，对准平行平板，精确地调节望远镜光轴高低调节螺钉，以达到亮十字像与十字叉丝重合，然后锁紧望远镜锁紧螺钉.

(2) 把游标盘连同载物台和平行平板旋转 180°，再观察亮十字像的位置，此时它可能相对于十字叉丝偏高、偏低或偏左、偏右. 调节载物台的三个调平螺钉，使两者距离减少一半，再转 180° 调节，必要时再配合调整望远镜光轴水平调节螺钉，反复旋转调节直至垂直方向完全重合.

4. 将分划板十字叉丝调成水平.

通过目镜观察，旋转游标盘连同载物台，观察亮十字像水平移动时，是否与分划板的水平线平行，如不平行，可转动目镜(注意不要破坏调焦). 调完之后，将目镜锁紧螺钉旋紧.

5. 平行光管的调焦.

平行光管调焦的目的是把狭缝调整到物镜的焦面上，也就是将平行光管调焦于无穷远. 调焦方法如下：

(1) 关闭望远镜照明光源，打开平行光管狭缝，用漫射光照狭缝.

(2) 在平行光管物镜前放上白纸，打开光源，并调节光源位置，使在整个物镜孔径上照明均匀(可旋转狭缝装置并观察，最后调成水平即可).

(3) 用望远镜对准平行光管，并调节平行光管高低调节螺钉和平行光管水平调节螺钉，将平行光管上下左右调节，使狭缝位于望远镜视场中心.

(4) 前后移动狭缝装置(需先旋松狭缝锁紧螺钉)，使狭缝清晰成像在望远镜分划板平面上，注意不能破坏望远镜的调节，只能调节望远镜的微调装置.

(5) 松开望远镜光轴水平调节螺钉，让望远镜水平转动并观察. 对平行光管进行上下调节，使水平狭缝像在目镜视场中心. 再旋转狭缝装置，使狭缝像与目镜分划板上的垂直线平行，不要移动狭缝.

(6) 调节狭缝的大小，使狭缝出现在视场中心，且十分清晰，然后锁紧狭缝锁紧螺钉和望远镜光轴水平调节螺钉. 此时，望远镜、平行光管已水平且成一直线，分光计处于校正状态.

实验十八

用惠斯通电桥测电阻

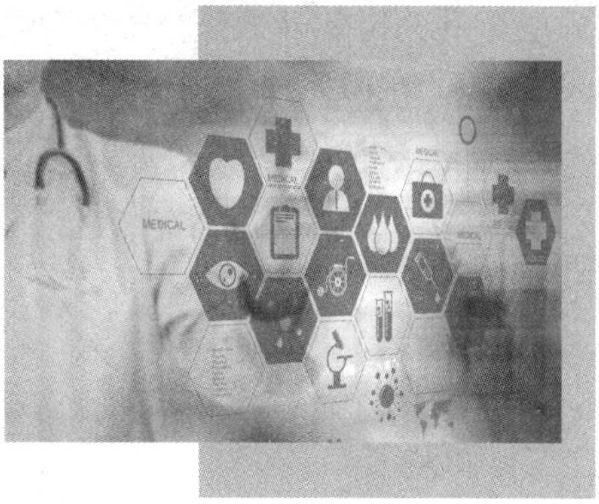

实验目的

1. 掌握惠斯通(Wheatstone)电桥测电阻的原理.
2. 学会组装惠斯通电桥测电阻.
3. 掌握箱式惠斯通电桥的使用方法.

实验仪器

电阻箱、指针式检流计、滑动变阻器、直流稳压电源、直流单臂箱式电桥、多用电表、开关等.

实验原理

测量电阻的方法很多,在这些方法中,采用电桥法测量电阻具有操作简单、读数方便、精度高、对电源的稳定性要求不高等优点.

惠斯通电桥是一种直流单臂电桥,其原理图如图 18-1 所示. 图中 R 为电阻箱,R_1,R_2 为已知阻值的标准电阻,它们和待测电阻 R_X 连成一个四边形,每一条边称为电桥的一个臂. 在对角两点 A 和 C 之间接入电源 E,对角两点 B 和 D 之间用检流计 G“搭桥”连接,G 的作用是直接比较 B,D 两点的电势. 若调节 R,使 B 点和 D 点的电势相等,则 G 中无电流通过,电桥达到平衡. 此时有

$$I_1R_1 = I_2R_2, \quad I_1R = I_2R_X,$$

两式相除,得

$$R_X = \frac{R_2}{R_1}R, \tag{18-1}$$

式中，R_X 称为待测臂，R 称为比较臂，R_1 和 R_2 称为比率臂. 令 $C=\frac{R_2}{R_1}$，则

$$R_X = CR, \tag{18-2}$$

式中，C 称为比率. 由式(18-2)可见，在电桥平衡时，只要知道比率 C 和 R 的阻值，就可算出待测电阻 R_X 的阻值.

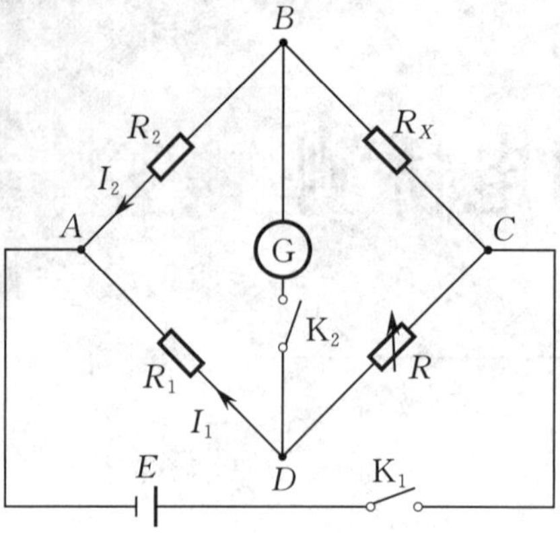

图 18-1　惠斯通电桥原理图

仪器介绍

一、指针式检流计

检流计又称灵敏电流计，常用于检测电路中微弱的直流电流和电压，在电桥电路中作为电流示零仪使用. AC-5 型直流指针式检流计面板图如图 18-2 所示.

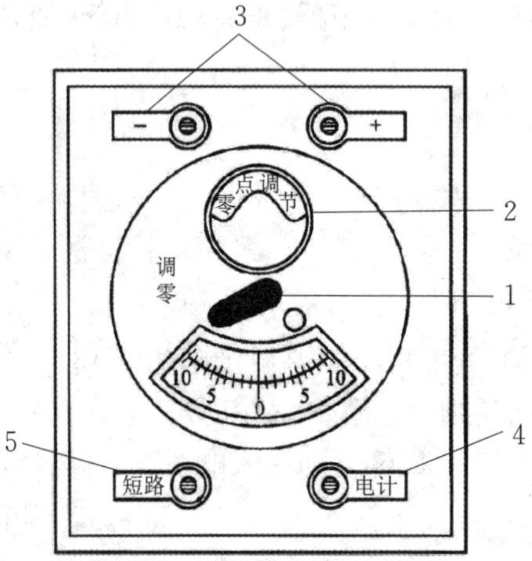

1—表针制动拨钮；2—调零旋钮；3—输入端钮；4—电计按钮；5—短路按钮.

图 18-2　AC-5 型直流指针式检流计面板图

仪器使用前，先将表针制动拨钮 1 拨向工作位置(白点)，使表针可以偏转，并调节调零旋钮 2，使表针停在零点上. 电计按钮 4 是检流计的开关，按下此按钮，则电路

接通.若需要长时间接通检流计,则可在按下此按钮后再转动一下,此时按钮不再弹起.短路按钮5是一个阻尼开关,使用时可等表针摆到零刻度线附近时按下此按钮后松开,这样可以使表针迅速停止摆动.检流计用毕,应将表针制动拨钮1拨向锁定位置.

二、直流单臂箱式电桥

QJ-24型直流单臂箱式电桥的电路图如图18-3所示,其面板图如图18-4所示.该电桥各部件的功能及使用方法如下.

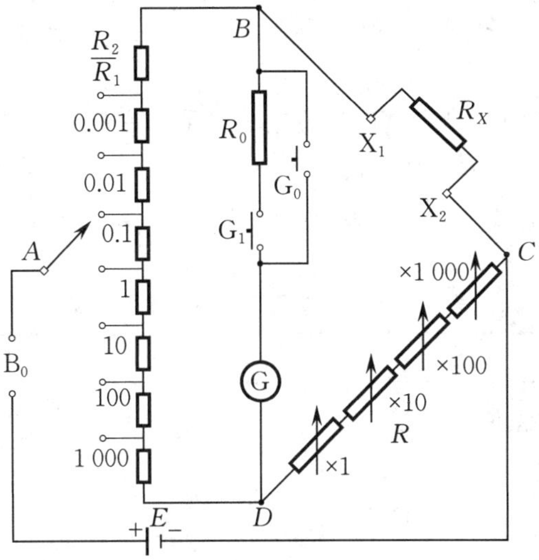

图18-3　QJ-24型直流单臂箱式电桥电路图

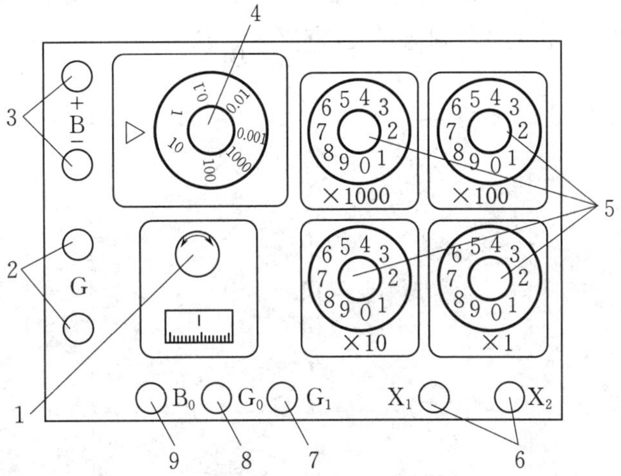

1—检流计调零旋钮;2—外接检流计端钮;3—外接电源端钮;4—比率臂旋钮;5—比较臂旋钮;6—待测电阻接入端钮;7—电桥平衡粗调按钮;8—电桥平衡细调按钮;9—内接电源开关按钮.

图18-4　QJ-24型直流单臂式电桥面板图

比率臂:相当于图18-1中的R_1和R_2,由8个精密电阻组成,总阻值为1 kΩ,度

盘示值 $C=\frac{R_2}{R_1}$（即比率）分为 0.001，0.01，0.1，1，10，100，1 000 七个挡位.

比较臂 R：由 4 个十进位电阻器盘组成，最大阻值为 9 999 Ω，最小步进值为 1 Ω. 调节比率 C 和比较臂 R 使电桥平衡，则待测电阻 R_X 的阻值为 $R_X=CR$.

B_0 和 B：B_0 为内接电源开关按钮，仪器备有 4.5 V 电源；B 为外接电源端钮，使用外接电源时，应先接"—"端.

外接电压大于 4.5 V 的电源和高灵敏度的检流计可提高电桥的灵敏度.

检流计：用于指示电桥的平衡，测量前要预先调好零位. G_1 为电桥平衡粗调按钮，按下 G_1 时限流电阻 R_0 与检流计串联. 按下 G_1 粗调平衡后，再按下电桥平衡细调按钮 G_0 进行细调.

注意：使用惠斯通电桥测电阻前，应先用多用电表粗测待测电阻的阻值，然后选用合适的比率（尽可能使 R 的值有四位有效数字），并将比较臂旋钮旋至适当的位置，这样可避免因电桥远离平衡状态而使检流计通过太大的电流.

比率 C 的选择参见表 18－1.

表 18－1　惠斯通电桥中比率的选择

测量范围/Ω	1～10	10～10^2	10^2～10^3	10^3～10^4	10^4～10^5	10^5～10^6	10^6～10^7
比率 C	0.001	0.01	0.1	1	10	100	1 000

实验步骤

一、用自组惠斯通电桥测电阻

1. 按图 18-5 所示连接好各实验仪器，其中 R_1，R_2 和 R 为电阻箱（用于限流），R_0 为滑动变阻器. 开始时，将 R_0 调至最大，直流电源 E 的输出电压选用 4.5 V.

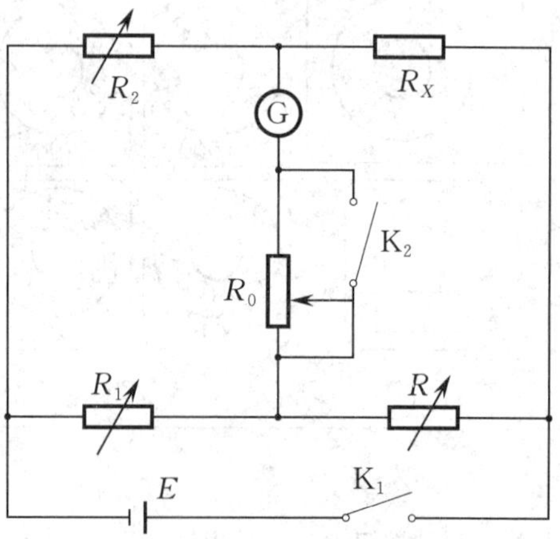

图 18－5　自组惠斯通电桥电路图

2. 先用多用电表粗测待测电阻 R_X 的阻值，再根据 R_X 的粗测值，选用合适比率 C（调节 R_1 和 R_2）和比较臂 R.

3. 闭合开关 K_1，断开开关 K_2，粗调比较臂 R 的阻值，使电桥达到平衡. 在粗调时，可逐步减小限流电阻 R_0，反复调整，使电桥基本达到平衡.

4. 闭合开关 K_2，细调比较臂 R 的阻值，使电桥平衡，在表 18-2 中记下 R 的读数.

5. 由式(18-2) 计算出待测电阻 R_X 的阻值.

6. 更换不同阻值的待测电阻 R_X，调节比率 C 为不同值，重复步骤 2～5，测量 R_X 的阻值，记入表 18-2 中.

二、用直流单臂箱式电桥测电阻

1. 放平电桥，调节检流计调零旋钮，使检流计指针指零.

2. 用多用电表粗测待测电阻 R_X，然后将 R_X 接入 X_1 和 X_2 端钮之间.

3. 根据 R_X 的粗测值，选用合适的比率 C(尽可能使 R 的值有四位有效数字)，并将比较臂旋钮旋至适当的位置.

4. 将 B_0 按下并锁住，用跃接法(按下后立即松开) 按动 G_1，用逐步逼近法调节比较臂 R，使得电桥平衡. 再按动 G_0，细调 R 再使电桥平衡. 在表 18-3 中记下 R 的读数.

5. 由式(18-2) 计算出待测电阻 R_X 的阻值.

6. 更换不同阻值的待测电阻 R_X，重复步骤 2 ～ 5，测量 R_X 的阻值，记入表 18-3 中.

7. 测试完毕，将 B_0 按钮松开.

数据记录与处理

表 18-2　用自组惠斯通电桥测电阻

待测电阻	多用电表粗测值 /Ω	R_2/Ω	R_1/Ω	C	R/Ω	R_X/Ω
R_{X1}						
R_{X2}						
R_{X3}						

表 18-3　用直流单臂箱式电桥测电阻

待测电阻	多用电表粗测值 /Ω	C	R/Ω	R_X/Ω
R_{X1}				
R_{X2}				
R_{X3}				

注意事项

1. 在用自组电桥测电阻时，选取电源电压及比率臂 R_1 和 R_2 的电阻应注意电阻箱的载流能力，切勿超过额定电流.

2. 在调节电桥平衡时，如果检流计的指针偏转到表盘的最左或最右边，切忌长时间按住 B_0 和 G_1（或 B_0 和 G_0）两个按钮的同时调节比较臂 R，因为检流计长时间过载容易损坏.

3. 待测电阻未接入电桥前，严禁按下 B_0 和 G_1（或 B_0 和 G_0）按钮，否则会导致检流计中电流过大而损坏.

4. 静止用箱式电桥测试带电线路或有电元件.

思考题

1. 用自组惠斯通电桥测电阻时，滑动变阻器 R_0 起什么作用？为什么开始时要把其阻值调到最大，而之后又逐渐减小？

2. 用直流单臂箱式电桥测电阻时，为什么要用跃接法按动 G_1，G_0 按钮？操作按钮 B_0，G_1 和 G_0 的顺序是什么？

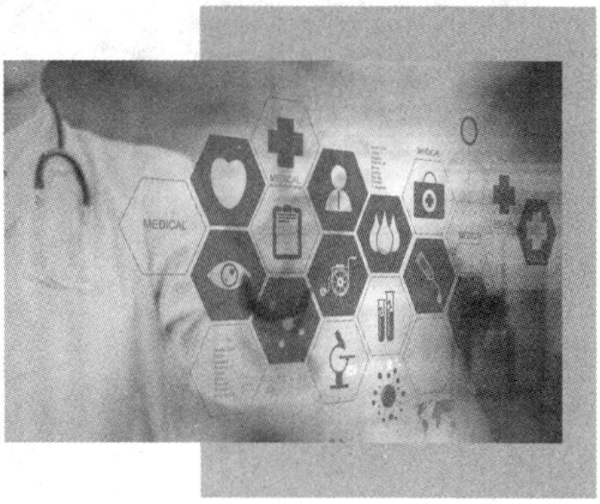

参考文献

[1] 王晨光. 物理学实验指导[M]. 2 版. 北京：人民卫生出版社，2023.

[2] 徐建强，韩广兵. 大学物理实验[M]. 3 版. 北京：科学出版社，2020.

[3] 喀蔚波. 医用物理学实验[M]. 2 版. 北京：北京大学医学出版社，2008.

[4] 盖立平，仇惠，李乐霞. 医学物理学实验[M]. 3 版. 北京：科学出版社，2013.

[5] 付妍，付大伟. 医用物理实验[M]. 2 版. 北京：高等教育出版社，2015.

[6] 张淑丽. 医学物理学实验[M]. 2 版. 北京：科学出版社，2018.

[7] 俞航，匡宝平. 医用物理学实验[M]. 3 版. 北京：科学出版社，2015.

[8] 王亚平，王昌军. 医用物理学实验[M]. 2 版. 北京：科学出版社，2017.

[9] 陈涛，唐碧华. 医用物理学实验教程[M]. 2 版. 北京：科学出版社，2016.

[10] 魏杰，欧阳君. 医用物理学实验[M]. 3 版. 合肥：中国科学技术大学出版社，2019.

图书在版编目(CIP)数据

医学物理学实验/康文斌，郭佳主编. --北京：北京大学出版社，2025. 5. -- ISBN 978-7-301-36265-5

Ⅰ. R312 - 33

中国国家版本馆 CIP 数据核字第 20257SM807 号

书　　名	医学物理学实验 YIXUE WULIXUE SHIYAN
著作责任者	康文斌　郭　佳　主编
责 任 编 辑	张　敏
标 准 书 号	ISBN 978-7-301-36265-5
出 版 发 行	北京大学出版社
地　　址	北京市海淀区成府路 205 号　100871
网　　址	http://www.pup.cn
电 子 邮 箱	zpup@pup.cn
新 浪 微 博	@北京大学出版社
电　　话	邮购部 010-62752015　发行部 010-62750672　编辑部 010-62765014
印 刷 者	长沙雅佳印刷有限公司
经 销 者	新华书店
	787 毫米×1092 毫米　16 开本　7.5 印张　140 千字
	2025 年 5 月第 1 版　2025 年 5 月第 1 次印刷
定　　价	29.80 元
